Pocket Guide Kapillarmikroskopie

Walter Hermann · Oliver Sander
Hrsg.

Pocket Guide Kapillarmikroskopie

4. Auflage

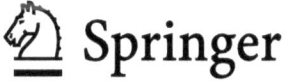

Hrsg.
Walter Hermann
Rheumatologie
Kerckhoff-Klinik
Bad Nauheim, Deutschland

Oliver Sander
Klinik für Rheumatologie und
Hiller Forschungszentrum für
Rheumatologie
Heinrich-Heine Universität
Düsseldorf, Deutschland

ISBN 978-3-662-71363-1   ISBN 978-3-662-71364-8   (eBook)
https://doi.org/10.1007/978-3-662-71364-8

Die Deutsche Nationalbibliothek verzeichnet diese Publikation in der Deutschen Nationalbibliografie; detaillierte bibliografische Daten sind im Internet über https://portal.dnb.de abrufbar.

© Der/die Herausgeber bzw. der/die Autor(en), exklusiv lizenziert an Springer-Verlag GmbH, DE, ein Teil von Springer Nature 2025
Das Werk einschließlich aller seiner Teile ist urheberrechtlich geschützt. Jede Verwertung, die nicht ausdrücklich vom Urheberrechtsgesetz zugelassen ist, bedarf der vorherigen Zustimmung des Verlags. Das gilt insbesondere für Vervielfältigungen, Bearbeitungen, Übersetzungen, Mikroverfilmungen und die Einspeicherung und Verarbeitung in elektronischen Systemen.
Die Wiedergabe von allgemein beschreibenden Bezeichnungen, Marken, Unternehmensnamen etc. in diesem Werk bedeutet nicht, dass diese frei durch jede Person benutzt werden dürfen. Die Berechtigung zur Benutzung unterliegt, auch ohne gesonderten Hinweis hierzu, den Regeln des Markenrechts. Die Rechte des/der jeweiligen Zeicheninhaber*in sind zu beachten.
Der Verlag, die Autor*innen und die Herausgeber*innen gehen davon aus, dass die Angaben und Informationen in diesem Werk zum Zeitpunkt der Veröffentlichung vollständig und korrekt sind. Weder der Verlag noch die Autor*innen oder die Herausgeber*innen übernehmen, ausdrücklich oder implizit, Gewähr für den Inhalt des Werkes, etwaige Fehler oder Äußerungen. Der Verlag bleibt im Hinblick auf geografische Zuordnungen und Gebietsbezeichnungen in veröffentlichten Karten und Institutionsadressen neutral.

3. Auflage: © Dr. med. Oliver Sander, Prof. Dr. med. Benedikt Ostendorf, PD Dr. med. Christof Iking-Konert 2014

Springer ist ein Imprint der eingetragenen Gesellschaft Springer-Verlag GmbH, DE und ist ein Teil von Springer Nature.
Die Anschrift der Gesellschaft ist: Heidelberger Platz 3, 14197 Berlin, Germany

Wenn Sie dieses Produkt entsorgen, geben Sie das Papier bitte zum Recycling.

Inhaltsverzeichnis

1 **Grundlagen, Anatomie, Physiologie** 1
   Walter Hermann

2 **Geschichte** 7
   Oliver Sander und Benedikt Ostendorf

3 **Durchführung der Untersuchung/Technik** 19
   W. Hermann

4 **Morphologie** 39
   Oliver Sander

5 **Normalbefund** 61
   Oliver Sander und Benedikt Ostendorf

6 **Raynaud-Syndrom** 71
   W. Hermann

7 **Nagelfalzkapillarmikroskopie in der systemischen Sklerose (SSc)** 105
   K. Triantafyllias

8 **Weitere Kollagenosen** 115
   R. Hasseli-Fräbel

9 Scoring-Systeme bei der Kapillarmikroskopie 131
C. Iking-Konert und B. Ostendorf

10 Kapillarveränderungen bei COVID-19 141
Rebecca Hasseli-Fräbel

11 NVC bei Vaskulitiden 149
K. Triantafyllias

12 Antisynthetase-Syndrom (ASyS) 157
K. Triantafyllias

13 Alternative Messmethoden zur Evaluation der Mikrozirkulation 163
P. Klein-Weigel

14 Kapillarmikroskopie aus dermatologischer Sicht 171
Cord Sunderkötter

Autorenverzeichnis

PD Dr. med. Rebecca Hasseli-Fräbel Universitätsklinikum Münster, Sektion für Rheumatologie und Klinsiche Immunologie, Münster, Deutschland

Dr. med. Walter Hermann Kerckhoff-Klinik GmbH, Bad Nauheim, Deutschland

Priv. Doz. Dr. med. Christof Iking-Konert Abteilung für Rheumatologie, Stadtspital Zürich, Zürich, Deutschland

Dr. med. Peter Klein-Weigel Klinik für Angiologie und Diabetologie, Helios Klinikum Berlin-Buch, Berlin, Deutschland

Prof. Dr. med. Benedikt Ostendorf Rheumatologie am Hofgarten, Düsseldorf, Deutschland

Dr. med. Oliver Sander Klinik für Rheumatologie und Hiller Forschungszentrum für Rheumatologie, Universitätsklinikum, Heinrich-Heine-Universität Düsseldorf, Düsseldorf, Deutschland

Prof. Dr. med. Cord Sunderkötter Universitätsklinikum Halle (Saale), Universitätsklinik und Poliklinik für Dermatologie und Venerologie, Halle (Saale), Deutschland

PD Dr. med. Konstantinos Triantafyllias Rheumazentrum Rheinland-Pfalz, Bad Kreuznach, Deutschland

Abkürzungsverzeichnis

ANCA	Anti-neutrophile cytoplasmatische Antikörper	KI	Künstliche Intelligenz
Anti-ARS-AK	Aminoacyl-tRNA-Synthetasen Antikörper	NASCAR	Nailfold Capillaroscopy Characteristics of Antisynthetase Syndrome and possible Clinical Assaociations Results
APLS	Antiphospolipidsyndrom		
ASyS	Antisynthetase Syndrom		
GPA	Granulomatose mit Polyangiitis/granulomatöse Polyangiitis	VEDOSS	Very Early Diagnosis Of SSc
		ViT	Vision Transformer

Grundlagen, Anatomie, Physiologie

Walter Hermann

Inhaltsverzeichnis

Literatur – 4

© Der/die Autor(en), exklusiv lizenziert an Springer-Verlag GmbH, DE, ein Teil von Springer Nature 2025
W. Hermann, O. Sander (Hrsg.), *Pocket Guide Kapillarmikroskopie*,
https://doi.org/10.1007/978-3-662-71364-8_1

Mikrozirkulation betrifft die Durchblutungsverhältnisse in den terminalen Bereichen der Zirkulation [6, 7]. Sie dient zwei Hauptaufgaben: Einerseits stellt sie die Blutversorgung des Gewebes sicher, andererseits wird über die Mikrozirkulation die Durchblutung in den Kapillaren gesteuert. Ein wichtiger Bestandteil dabei stellen die präkapillären Sphinkter dar. Deren Aktivierung kann den Kapillarfluss reduzieren oder sogar ganz kappen. So ist es möglich, die Durchblutung in andere Bereiche zu steuern.

Das einfache, von Malpighi entwickelte Schema der Mikrozirkulation beschreibt eine zunehmende Verzweigung des Gefäßnetzes [2, 7]. Aus kleinen Arterien werden Arteriolen, die danach in Kapillaren übergehen, welche sich wiederum in Venolen sammeln. Deren Abfluss erfolgt letztendlich über kleine Venen. Die Venolen stellen eine funktionelle Reserve in der Durchblutung dar, welche bei Bedarf aktiviert werden kann.

Der Durchfluss bei den kleinen Gefäßen erfolgt vorrangig über Metarteriolen, über die ca. 3/4 des Blutes, welches nicht für metabolische Austauschvorgängen benötigt wird, fließt [2]. Aus diesen Metarteriolen entspringen die Kapillaren, deren Anfangsteil zwar noch kontraktil ist, die jedoch ansonsten keine eigene Möglichkeit der Flusssteuerung besitzen. [2] Über arteriovenöse Anastomosen können Kurzschlüsse zwischen Arteriolen mit Venolen gebildet werden. Dadurch kann bei Bedarf eine rasche Umverteilung des Blutes erfolgen.

Da bei den Kapillaren selbst keine nennenswerte Vasomotorik möglich ist, hängt deren Durchblutung im Wesentlichen von den Strukturen stromaufwärts (Arteriolen, Metarteriolen sowie präkapilläre Sphinkter) und stromabwärts (Venolen) ab [2].

Grundlagen, Anatomie, Physiologie

Einen wesentlichen Einfluss auf die Rheologie haben weitere Faktoren wie z. B. die Blutviskosität. Eine Verlangsamung des Blutstroms wird als Stase bezeichnet. Wenn intravaskuläre Erythrozytenaggregate in den Arteriolen zu einer diskontinuierlichen Strömung führen, spricht man von einem „Sludge-Phänomen" [2].

Die Kapillaren sind von der Epidermis nur durch das papilläre Bindegewebe getrennt. In der Regel findet man pro Papille nur eine Kapillare [2]. Im Bereich der Fingerbeere können manchmal auch mehrere dieser Gefäße nebeneinanderliegen. Am Nagelfalz schließen sich die Hautpapillen der Matrix und der Nagelplatte an und nehmen damit auch ihre Kapillaren mit. Diese liegen daher an dieser Stelle parallel zur Hautoberfläche.

Der Durchmesser von Arteriolen beträgt ca. 30–40 µm, der Durchmesser des arteriellen Schenkels einer Kapillare ca. 8 µm, der einer Venole ca. 8–30 µm [4, 1, 7, 5]. Die Endotheldicke beträgt ca. 50–500 nm (partiell gebildet durch eine einreihige Endothelschicht). [3] Die Kapillaren haben klassischerweise eine Haarnadelform mit jeweils gerade verlaufenden Schenkeln von bis zu 300 µm Länge.

Eine Häufung von Kapillaren findet sich im Gewebe und in Organen, die metabolisch vermehrt aktiv sind [1]. Typische Kapillaren finden sich überall am Körper. Eine Ausnahme stellen Leber, Milz und Knochenmark dar. Hier bestehen statt der klassischen Venolen sogenannte Sinusoide mit einer anderen Gefäßstruktur.

Die Kapillarwand wird durch Endothelzellen in Kombination mit einer Basallamina gebildet [2]. Beide Strukturen dienen als selektiver Filter, welche Substanzen oder Flüssigkeiten am Übertritt in das umliegende Gewebe hindern. In manchen Regionen bilden die Endothelzellen Lücken (Fenestrierung), welche den Durchfluss von Blut oder interstitielle Flüssigkeit ermöglichen. Diese Fenestrierung kann abhängig vom Zustand des umgebenden Gewebes gesteuert werden und entsprechend zu- oder abnehmen.

Kapillarmikroskopisch sichtbar sind nur die blutgefüllten Kapillaren. Die Gefäßwand selbst lässt sich nicht darstellen [8]. Die Flussrichtung kann bei entsprechender Vergrößerung gut eingeschätzt werden. Das dermale Gewebe um das Gefäß selbst (Lichthof) grenzt sich gut von der Epidermis ab (es erscheint heller als das Stratum granulosum der Epidermis) [4]. Das Stratum reticularis ist bei dünner Haut an den querverlaufenden Plexus zu erkennen. Aufgrund von Rotation der Kapillaren kann es bei der zweidimensionalen Aufsicht mit einem Mikroskop zu Überlagerungen oder Kreuzungen von Gefäßen kommen.

- **Zusammenfassung**

Die Kapillaren stellen die Kernstruktur der Mikrozirkulation dar. Der Durchmesser von Arteriolen beträgt ca. 30–40 µm, der Durchmesser des arteriellen Schenkels einer Kapillare ca. 8 µm. Klassischerweise besteht eine Haarnadelform.

Literatur

1. Bellando Randone S et al (2010) The microcirculation and rheumatic diseases. In: Cutolo (Hrsg) Atlas of capillaroscopy in rheumatic diseases. Elsevier, Milano
2. Carpenter P, Franco A (1983) Atlas der Kapillaroskopie. Deutsche Abbott GmbH, Wiesbaden

3. Cutolo M, Sulli A, Pizzorni C, Accardo S (2000) Nailfold videocapillaroscopy assessment of microvascular damage in systemic sclerosis patients. Ann Rheum Dis 67(6):885–887
4. Geyer M, Vasile M, Hermann W (2014) Nagelfalzkapillarmikroskopie. Z Rheumatol 73:149–162
5. Hasseli-Fräbel R, Hermann W, Sander O, Triantafyllias K (2022) Kapillarmikroskopie-Grundlagen und klinische Anwendung. Z Rheumatol 81:313–322
6. Hermann W (2016) Kapillarmikroskopie. Z Rheumatol 75(6):586–590
7. Imbert B, Carpentier P (2010) Techniques for evaluating the microcirculation. In: Cutolo (Hrsg) Atlas of Capillaroscopy in Rheumatic Diseases. Elsevier, Milano
8. Sander O, Iking-Konert C, Ostendorf B (2012) Taschenatlas Kapillarmikroskopie, 2. Aufl. Rheumazentrum Rhein-Ruhr. Actelion Freiburg (Übersetzungen ins Griechische und Spanische 2010, Norwegisch und Holländisch 2011, 2. Auflage 2012)

Geschichte

Oliver Sander und Benedikt Ostendorf

Inhaltsverzeichnis

2.1 Ursprünge der Kapillarmikroskopie – 9

2.2 Entwicklung der Kapillarmikroskopie und erste Beschreibungen der Veränderungen beim Raynaud-Syndrom und Kollagenosen vor 1933 – 9

2.3 Missbrauch der Kapillarmikroskopie als Instrument der Eugenik – 10

© Der/die Autor(en), exklusiv lizenziert an Springer-Verlag GmbH, DE, ein Teil von Springer Nature 2025
W. Hermann, O. Sander (Hrsg.), *Pocket Guide Kapillarmikroskopie*,
https://doi.org/10.1007/978-3-662-71364-8_2

**2.4 Entwicklung der Videokapillar-
mikroskopie und Fortschritte in der
Diagnostik der Kollagenosen – 12**

**2.5 Transfer der Kapillarmikroskopie
in die Neuzeit – 13**

Literatur – 14

2 Geschichte

2.1 Ursprünge der Kapillarmikroskopie

Kapillaren als Verbindung zwischen Arteriolen und Venolen wurden erstmals von Malpighi 1661 in der Froschlunge entdeckt und beschrieben [1]. Auch die In-vivo-Kapillarmikroskopie des Menschen ist ein sehr altes Verfahren der Bildgebung. Bereits 1823 berichtete Purkinje über eine Untersuchung der Kapillaren der Nagelfalz mit einer Lupe. Lombard beschrieb 1911 erstmals auf Deutsch und im Folgejahr auf Englisch den Einsatz von Immersionsöl beim Mikroskopieren der Haut zur Beurteilung der Kapillaren [2]. Die Standardisierung der Untersuchung und eine erste Fotodokumentation wurden von Weiss [3] 1916 veröffentlicht und weitere Arbeiten zur Physiologie folgten. Müller gab 1922 einen ersten Atlas heraus [4], weitere folgten ebenso unter seiner Federführung [5].

2.2 Entwicklung der Kapillarmikroskopie und erste Beschreibungen der Veränderungen beim Raynaud-Syndrom und Kollagenosen vor 1933

Im Atlas von Müller finden sich auch gezeichnete Abbildungen zu den Veränderungen beim Raynaud-Syndrom. 1923 beschrieb er erste Beobachtungen zur Regulierung des Kapillarflusses [6]. Brown beschrieb seit 1922 die Kapillarveränderungen bei verschiedenen Erkrankungen, 1925 beim Raynaud-Syndrom [7] und im Folgejahr bei der Sklerodermie [8]. Die Beobachtungen wurden von anderen Autoren geteilt [9].

2.3 Missbrauch der Kapillarmikroskopie als Instrument der Eugenik

In den 1930er-Jahren wurde die Kapillarmikroskopie in Deutschland verbreitet durch staatliche kapillarmikroskopische Untersuchungsstellen angewandt. Gundermann beschreibt so die Auswertung der Untersuchung von 18.500 Kindern, Jugendlichen und Erwachsenen in den Regierungsbezirken Merseburg, Kassel, Schleswig-Holstein und in der Schweiz [10] (◘ Abb. 2.1, 2.2).

Zu dem Zeitpunkt gab es in den Instituten professionelle Zeichner, die das Kapillarbild zeichneten. Die Auswertungen führten zu der glücklicherweise nie umgesetzten Empfehlung, amtliche Kapillarmikroskopien (zwangsweise) durchzuführen, bevor Studienplätze vergeben oder Hochzeiten erlaubt werden.

Nach dem Krieg war die Kapillarmikroskopie in der wissenschaftlichen Literatur in Deutschland dann kaum noch präsent.

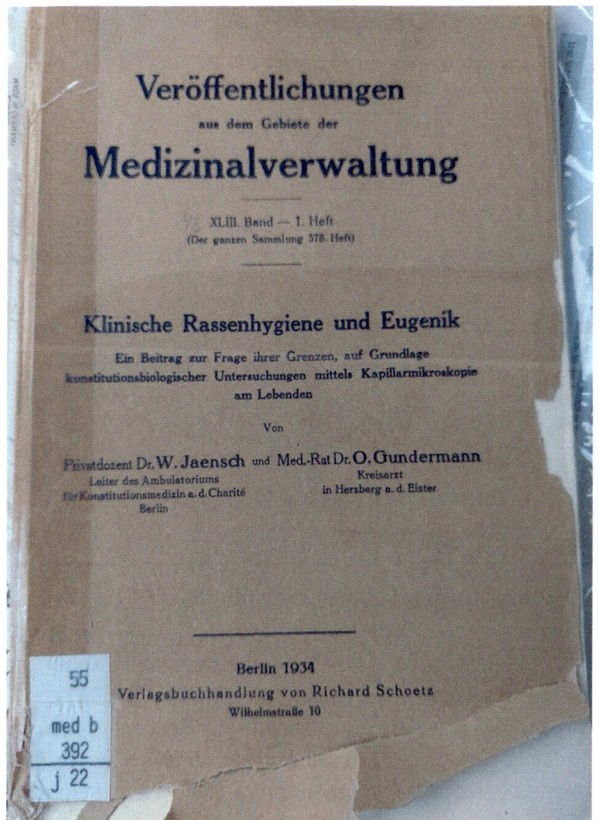

Abb. 2.1 Missbrauch der Kapillarmikroskopie: Umschlagseite des Übersichtswerkes von Gundermann, der Kapillarmikroskopie für Untersuchungen in der Eugenik vorschlägt [10]

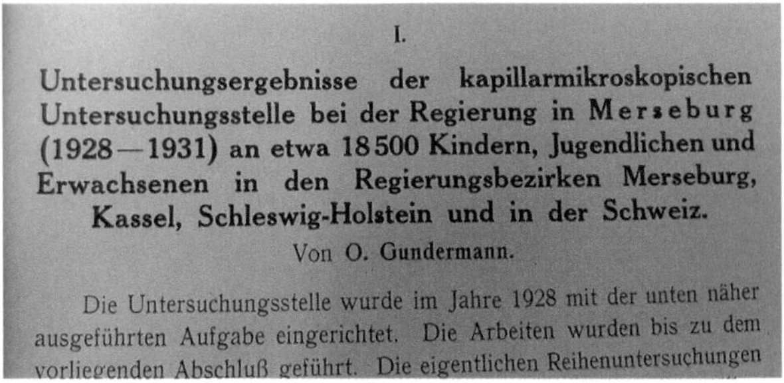

> **I.**
>
> Untersuchungsergebnisse der kapillarmikroskopischen Untersuchungsstelle bei der Regierung in Merseburg (1928—1931) an etwa 18500 Kindern, Jugendlichen und Erwachsenen in den Regierungsbezirken Merseburg, Kassel, Schleswig-Holstein und in der Schweiz.
>
> Von O. Gundermann.
>
> Die Untersuchungsstelle wurde im Jahre 1928 mit der unten näher ausgeführten Aufgabe eingerichtet. Die Arbeiten wurden bis zu dem vorliegenden Abschluß geführt. Die eigentlichen Reihenuntersuchungen

Abb. 2.2 Missbrauch der Kapillarmikroskopie: aus dem Übersichtswerk [10]

2.4 Entwicklung der Videokapillarmikroskopie und Fortschritte in der Diagnostik der Kollagenosen

1959 beschrieben Harders und Illig parallel erstmals die Nutzung eines Videomikroskopes [11–13] mit Vergrößerungen bis zu 1800-fach mittels spezieller Kammern, die Beobachtungen auf Zellebene erlaubten [14].

Parallel nahmen die Berichte der Beobachtungen bei Kollagenosen in der Literatur wieder deutlich zu [15]. Buchanan berichtete 1968 über den Stellenwert der Kapillarmikroskopie bei Kollagenosen [16]. Maricq publizierte zunächst seit 1963 zu Kapillarauffälligkeiten bei psychiatrischen Patienten, berichtete 1970 über ihre Beobachtungen bei Kollagenosen [17] und prägte darauf erstmals in diesem Zusammenhang den Begriff „Muster" [18]. Beobachtungen, dass die Muster in Bezug zur Ausprägung der Erkrankungen [19] und Organmanifestation [20] hilfreich sind, folgten.

Merlen vertiefte parallel die Beschreibungen vorwiegend funktioneller akraler Syndrome, aber auch von Corticosteroid-assoziierten Folgen [21].

Den Stand der Entwicklung und die überwiegend deskriptive Nutzung Anfang der 80er-Jahre fasst das hervorragende deutschsprachige Nachschlagewerk von Carpentier [22] zusammen.

2.5 Transfer der Kapillarmikroskopie in die Neuzeit

Mit der der technischen Weiterentwicklung und der Etablierung der dynamischen Videokapillaroskopie durch Cutolo 2000 erlebte die Kapillarmikroskopie eine Renaissance, insbesondere durch die Vereinfachung auf die drei Muster „early", „active" und „late" [23]. Seit 2004 finden jedes 2. Jahr Kapillarmikroskopiekurse in Genua statt. 2010 hat er einen Atlas herausgegeben [24].

Bei Fehlen einer international anerkannten Nomenklatur und Dokumentation kapillarmikroskopischer Veränderungen wurde im Rahmen des Deutschen Bildgebungskurses/Imaging Workshop des Rheumazentrums Rhein-Ruhr 2005 ein Kapillarmikroskopierkurs für Rheumatologen initiiert. 2007 wurde ein systematischer Taschenatlas [25] mit einem Vorschlag für eine einheitliche und definierte deutschsprachige Literatur herausgegeben [26]. Parallel wurde 2007 die Arbeitsgruppe Kapillarmikroskopie der DGRh gegründet und aufbauend auf den Vorschlägen und in Zusammenarbeit mit der Rheumaakademie ein zertifizierter Kapillarmikroskopiekurs für Rheumatologen, Dermatologen, Angiologen entwickelt, der seit 15 Jahren erfolgreich fortgesetzt wird, und inzwischen auch für medizinische Fachangestellte virtuell, auf Englisch sowie in einer Online-Version verfügbar ist [27].

Die Nomenklatur wurde 2009 in einer großen Untersuchung in der Normalbevölkerung (Normalpopulation) angewandt, wodurch Normalwerte gewonnen werden konnten [28–30].

Der in den letzten 15 Jahren rasante Entwicklung und Erforschung der Kapillarmikroskopie wird durch regelmäßige Übersichtsarbeiten Rechnung getragen [31–43]. Im Detail findet sie Anwendung in den Kapiteln dieses Buches, die dann auch auf den aktuellen Stand der Wissenschaft eingehen.

Literatur

1. Koehler U (2014) Weissflog A Die Entdeckung des Kapillarsystems durch Marcello Malpighi (1628–1694) als Vollendung der Harvey'schen Blutzirkulationstheorie. Dtsch Med Wochenschr 139(51/52):2662–2665. https://doi.org/10.1055/s-0034-1387270
2. Lombard WP (1911) Der Blutdruck in den Kapillaren, und kleinen Venen der menschlichen Haut. Zentralblatt Physiol 25(4):157–159. Lombard WP The blood pressure in the arterioles, capillaries, and small veins of the human skin. Am J Physiol 1912(29):355–362
3. Weiss E (1916) Beobachtung und mikrophotographische Darstellung der Hautkapillaren des lebenden Menschen. Dtsch Arch Klein Med 129:1–38
4. Müller O (1922) Die Kapillaren der menschlichen Körperoberfläche in gesunden und kranken Tagen. Enke, Stuttgart

5. Die feinsten Blutgefäße des Menschen in gesunden und kranken Tagen. T.1 und T. 2. Enke, Stuttgart 1937/1939. Die Pathologie der menschlichen Kapillaren (= Nova Acta Leopoldina, Bd. 84 = N.F. Bd. 12). Halle/S. 1943
6. Müller O (1923) Schickler und Mayer-List Ueber Eigenbewegungen des peripherischsten Gefäßabschnitts. Dtsch Med Wochenschr 49(33):1077–1080
7. Brown GE (1925) The skin capillaries in Raynaud's disease. Arch Intern Med 35:56–73
8. Brown GE, O'Leary PA (1926) Skin capillaries in scleroderma. Arch Intern Med 36:73–88
9. Meszaros K (1929) Capillarmikroskopische Beobachtungen bei Sklerodermie. Acta Med Scand 72:241–250
10. Jaensch W, Gundermann O (1934) Klinische Rassenhygiene und Eugenik – Ein Beitrag zur Frage ihrer Grenzen, auf Grundlage konstitutionsbiologischer Untersuchungen mittels Kapillarmikroskopie am Lebenden, Bd 1. Veröffentlichungen aus dem Gebiete der Medizinalverwaltung, Berlin XLIII. Heft
11. Harders H (1959) La microcirculation chez l'homme. Observation directe, projection simultanée et film de la microcirculation chez l'homme au moyen de la télévision microscopique. Presse Med 67(5):190–191
12. Illig L, Conraths H (1959) Mikroskopische Lebendaufnahmen vom Capillarbett des Tieres und des Menschen, Bd 1. Boehringer, Ingelheim. Illig L Die Entwicklung der Lebendbeobachtung der Mikrozirkulation. Bibl Anat 1961:6–20 Karger Ed (Basel)
13. Harders H (1964) The contribution of microscopes to the study of living circulation: clinical biomicroscopy. J Roy Micr Soc 83:45–53
14. Brånemark PI, Harders H (1963) Intravital analysis of microvascular form and function in man. Lancet 282(7319):1197–1199
15. Lawler JC, Lumpkin LR (1961) Cutaneous capillary changes in lupus erythematosus. Arch derm 83:636–639. Leigheb G, Visetti M, Aberazzi F Il quadro capillaroscopiico della dermatomiosite. Minerva Dermatol 1966 41:199–201
16. Buchanan IS, Humpston DJ (1968) Nail-fold capillaries in connective tissue disorders. Lancet 1:845–847

17. Mariq HR, Blume RS, Le Roy EC Wide-field study of the capillary bed in disorders of connective tissue VI Conf Europ Microcirc Aalborg 1970, Karger Ed 1971, 116-122
18. Mariq HR, Le Roy EC (1973) Patterns of finger capillary abnormalities in connective tissue disorders by „wide-field" microscopy. Arthritis Rheum 16:619–628
19. Mariq HR, Spencer-Green G (1975) Le Roy EC Abnormal capillary patterns and systemic disease in scleroderma (Progressive systemic sclerosis). Bibl Anat 13:248–249
20. Mariq HR, Spencer-Green G, Le Roy EC (1976) Skin capillary abnormalities as indicators of organ involvement in scleroderma (systemic sclerosis), Raynaud's Syndrome and dermatomyositis. AmJ Med 61:862–870
21. Merlen JF, Coget J, Sarteel AM (1978) Complications vasculaires de la cortisone. J Mal Vasc 3:201–203
22. Carpentier P, Franco A (1983) Atlas der Kapillaroskopie. Abbott GmbH, Wiesbaden
23. Cutolo M et al (2000) Nailfold videocapillaroscopy assessment of microvascular damage in systemic sclerosis. J Rheumatol 27:155–160
24. Cutolo M (Hrsg.) Atlas of Capillaroscopy in Rheumatic Diseases Elsevier 2010 Milano
25. Sander O, Iking-Konert C, Ostendorf B: Taschenatlas Kapillarmikroskopie 1. Auflage 2008. EX-Mktg-0060-31012008 Actelion Freiburg 1. Englische Auflage 2009. Actelion Freiburg (Übersetzungen ins Griechische und Spanische 2010, Norwegisch und Holländisch 2011, 2. Auflage 2012). EX-Mktg-0860-10092012 Actelion Freiburg 3. Auflage 2014. Actelion Freiburg (Übersetzung Französisch 2015)
26. Sander O, Sunderkötter C, Kötter I, Wagner I, Becker M, Hergott I, Schwarting A, Ostendorf B, Iking-Konert C, Genth E (2010) Kapillarmikroskopie Durchführung und Nomenklatur. Z Rheumatol 69:253–262
27. https://www.rheumaakademie.de/fortbildungen/aerztinnen--und-aerzte
28. Heinert J et al (2010) Neuer Ansatz zur Früherkennung entzündlich-rheumatischer Erkrankungen in der Bevölkerung RheumaCheck in einer mobilen Screening-Einheit [Novel ap-

proach for the early detection of inflammatory rheumatic diseases in the population using a mobile screening unit.]. Z Rheumatol 69:743–748
29. Sander O et al (2010) Kapillarmikroskopie: Eine Querschnittuntersuchung in der Bevölkerung. Z Rheumatol 69(Suppl 1):1–92. Sander O et al. Capillary microscopy – a cross-sectional study in the population. Arthritis Rheum (2010) 62 (10):S671-S672
30. Sander O et al (2011) Interobservervariabilität kapillarmikroskopischer Diagnostik im deutschsprachigen Raum. Z Rheumatol 70(Suppl 1):1–92
31. Dechant C, Sander O (2009) Kapillarmikroskopie. Arthritis Rheum 29:179–185
32. Sander O (2010) Kapillarmikroskopie in Klinik, Praxis und Forschung. Capillary microscopy – daily practice, clinics, and research. Aktuelle Rheumatol 35:325–329
33. Richter J et al (2013) Kapillarmikroskopie Ein Update. Z Rheumatol. https://doi.org/10.1007/s00393-012-1069-6
34. Sander O (2013) Was kann die Kapillarmikroskopie leisten? Internist Prax 53:1–17
35. Sander O (2013) Was kann die Kapillarmikroskopie leisten? Tägl, Prax 54:321–337
36. Richter JG et al (2014) Geschlechtsspezifische Unterschiede bei Gesunden und Patienten mit entzündlich-rheumatischen Erkrankungen in der Kapillarmikroskopie (Sep 2014). Z Rheumatol 73(7):615–622. https://doi.org/10.1007/s00393-014-1359-2
37. Klein-Weigel P, Richter JG, Sander O (2015) Schwerpunktthema II Geschlechtsspezifische Befunde in der Kapillarmikroskopie. Gefaessmedizin net Nr 1, 11:11–13
38. Klein-Weigel P et al (2016) Nailfold capillaroscopy microscopy – an interdisciplinary appraisal. Vasa 45(5):353–364
39. Sander O et al (2016) Kapillarmikroskopie. Akt Rheumatol (Mai). https://doi.org/10.1055/s-0042-105866
40. Sander O, Sunderkötter C (2020) Kapillarmikroskopie – wann, wie und wofür? Akt Dermatol 46:143–147
41. Hasseli-Fräbel R et al (2022) Kapillarmikroskopie – Grundlagen und klinische Anwendung. Z Rheumatol 81:313–322

42. Hasseli-Fräbel R et al (2023) Nailfold capillaroscopy – Principles and clinical application (Jan 2023). Dermatologie 74(1):55–64
43. Hasseli-Fräbel R et al (2023) Kapillarmikroskopie der Nagelfalzkapillaren: Hohe Aussagekraft bei Autoimmunerkrankungen. Dtsch Arztebl 120(6):20. https://doi.org/10.3238/PersImmun.2023.02.10.03

Durchführung der Untersuchung/ Technik

W. Hermann

Inhaltsverzeichnis

3.1 Indikation – 20

3.2 Durchführung der Untersuchung – 21

3.3 Technik – 26

3.4 Dermatoskopie – 34

Literatur – 36

© Der/die Autor(en), exklusiv lizenziert an Springer-Verlag GmbH, DE, ein Teil von Springer Nature 2025
W. Hermann, O. Sander (Hrsg.), *Pocket Guide Kapillarmikroskopie*,
https://doi.org/10.1007/978-3-662-71364-8_3

3.1 Indikation

Der Hauptgrund für die Durchführung einer Kapillarmikroskopie ist in der Regel das Vorliegen eines Raynaud-Syndroms (RS) [5, 3, 6, 11]. Die Untersuchung bietet dann ein zuverlässiges, nichtinvasives differenzialdiagnostisches Tool, wenn die Fragestellung besteht, ob es sich um ein primäres (pRS) oder um ein sekundäres Raynaud-Syndrom (sRS) handelt.

Ein Grund für die Durchführung der Untersuchung besteht auch dann, wenn bereits eine systemische Sklerose oder eine weitere Kollagenose mit akraler Hautbeteiligung (wie z. B. Dermatomyositis oder Mischkollagenose) bekannt ist. In diesen Fällen kann die Kapillarmikroskopie dazu beitragen, Informationen über die Krankheitsaktivität oder eine Prognose der Erkrankung zu gewinnen.

Bei manchen Patienten liegen klinische Befunde vor, welche auf eine Kollagenose hinweisen könnten (z. B. „Swollen Hands" oder digitale Ulzerationen) [6]. Auch hier kann eine Kapillarmikroskopie differenzialdiagnostisch hilfreich sein.

Einige internistische Störungen wie z. B. interstitielle Lungenveränderungen werden oft nicht primär mit Kollagenosen in Verbindung gebracht [1]. Das Vorliegen von typischen mikroangiopathischen Mustern kann in diesen Fällen bei der Ursachenabklärung hilfreich und richtungsweisend sein.

3.2 Durchführung der Untersuchung

Die letzte Gefäßreihe am Nagelfalz verläuft parallel zur Hautoberfläche, ist somit meist in ihrer gesamten Länge beurteilbar und damit sehr gut zur Untersuchung geeignet [5, 3].

Betrachtet werden jeweils die 2. bis 5. Finger der Hände bds [11, 7]. Die Daumen werden bei der Untersuchung ausgespart. Die beste Beurteilbarkeit ist meist am 4. bis 5. Finger der nicht dominanten Hand zu erwarten. Die Stärke des (bei der Untersuchung eher störenden) Nagelhäutchen nimmt zum kleinen Finger hin ab.

Es empfiehlt sich ein Gerät zu verwenden, welches sowohl mit einer z. B. 20–50-fachen Vergrößerung einen Überblick verschaffen kann als auch eine bis zu 200-fache Vergrößerung ermöglicht [6]. Diese ist erforderlich, um auch Details wie z. B. Hinweise für eine Neoangiogenese erkennen zu können (◘ Abb. 3.1, 3.2).

Mit einer Übersichtseinstellung wie z. B. einer 50-fachen Vergrößerung ist es möglich, sich schnell einen ersten Eindruck der Gefäßverhältnisse zu verschaffen [11,

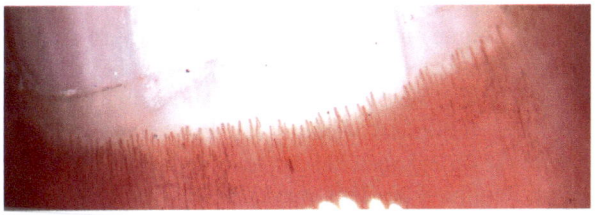

◘ **Abb. 3.1** Übersichtsvergrößerung. Ca. 20×, Normalbefunde, USB-Mikroskop. (Eigene Aufnahme)

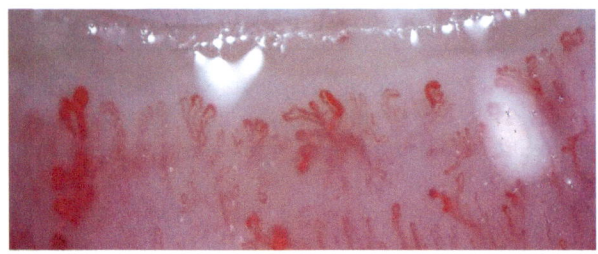

Abb. 3.2 Übersichtsvergrößerung. Ca. 50×, verschiedene unspezifische Veränderungen bei SSc (Kaliberunregelmäßigkeiten, Neoangiogenesen), USB-Mikroskop. (Eigene Aufnahme)

7]. Damit können auffällige Bereiche identifiziert werden, die dann mit einer stärkeren Vergrößerungsstufe weiter beurteilt werden können. Die meisten Pathologika (wie z. B. Veränderungen der Morphologie, Einblutungen oder Reduktion der Dichte der Gefäße) können bereits bei der Übersicht erkannt werden.

Zur Dokumentation empfiehlt es sich, bei einer alleinigen 200-fachen Vergrößerung von jedem Finger vier Aufnahmen, welche jeweils 1 mm abdecken, anzufertigen [10]. Eine Alternative ist das Anfertigen einer Übersichtsaufnahme (z. B. 50-fach Vergrößerung) und exemplarisch eine Aufnahme mit 200-facher Vergrößerung pro Finger.

Vor Beginn der Untersuchung sollte für die Patienten ein Kältestress, welcher zu einer Minderdurchblutung führen kann, minimiert werden [12]. Die Patienten sollten darum die Gelegenheit haben, sich über ca. 15–20 min in einem Raum mit 20–23 °C zu akklimatisieren.

Vorherige Manipulationen, vor allem an der Nagelhaut, sollten vermieden werden. Diese können pathologische Befunde

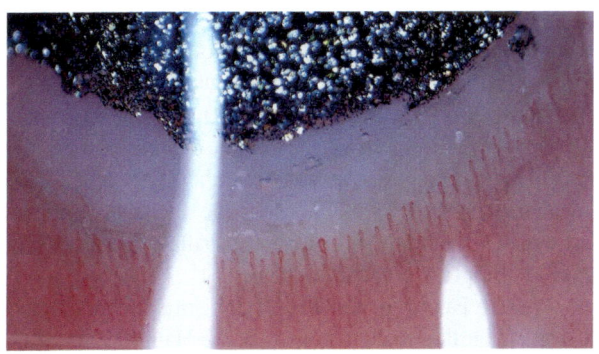

◘ Abb. 3.3 Nagellack, ca. 30× Vergrößerung, USB-Mikroskop. (Eigene Aufnahme) Es ist zu erkennen, dass durch den aufgetragenen Nagellack keine Beeinträchtigung der Untersuchungsbedingen besteht

wie z. B. Hämorrhagien vortäuschen oder wichtige Details verschleiern [6, 11]. Im Zweifelsfall ist ein Verschieben der Kapillarmikroskopie z. B. um vier Wochen erforderlich (◘ Abb. 3.3).

Das Auftragen von Nagellack direkt vor der Untersuchung sollte zwar vermieden werden, stört jedoch in der Regel weniger als oft befürchtet. Meistens ist ein ausreichender Abstand zwischen Nagelfalz und dem Beginn der Nagellackschicht vorhanden.

Um eine Transparenz der Haut zu erreichen und damit die Kapillaren überhaupt sichtbar zu machen, ist das Auftragen eines (Immersions)öles erforderlich [10]. Dabei kann z. B. Walnuss-, Oliven- oder Zedernholzöl verwendet werden. Ein Öl mit einer hohen Viskosität (wie z. B. Zedernöl) hat den Vorteil, dass es langsamer abfließt und somit die Untersuchung problemloser durchführbar ist. Immersionsöl kann zu Hautreizungen führen. Sowohl eine zu geringe als auch eine zu hohe Menge des verwendeten Öles kann zum Auftreten von Artefakten z. B. in Form von Lichtreflexionen führen. Diese können die Beurteilbarkeit erschweren (◘ Abb. 3.4).

Exogen bedingte Mikrotraumata mit entsprechenden Bagatellverletzungen wie z. B. durch Gartenarbeit oder mechanische Tätigkeiten können die Beurteilbarkeit erschweren. Es finden sich in diesen Fällen häufig mechanisch bedingte Mikrohämorrhagien [4].

Weitere Faktoren, welche auf die Untersuchungsqualität einen Einfluss haben, sind z. B. die Hautdicke oder ein Tremor der Patienten. In manchen Fällen ist dann aufgrund schlechter Untersuchungsbedingungen eine vernünftige kapillarmikroskopische Beurteilung nicht möglich.

Immer wieder weisen Patienten auf ein vorrangiges RP an den Zehen hin [8]. Die Durchführung der Untersuchung in diesem Bereich hat sich nicht bewährt. Es können zwar auch hier Hinweise für eine Mikroangiopathie zu finden sein, jedoch ist die Beurteilung bereits allein aufgrund der vermehrten Hautdicke an den Zehen erschwert. In der Regel zeigen sich aufgrund des Systemgeschehens bei entzündlichen Erkrankungen dieselben Veränderungen auch an den Fingern.

Die Befundung der Kapillarmikroskopie sollte aus zwei Komponenten bestehen [12]: Im ersten Schritt ist eine deskriptive, zum Teil quantitative Erfassung der erhobenen Aspekte erforderlich. Dazu gehören Aussagen zur Morphologie der Kapillaren, zur Dichte, zu extrakapillären Veränderungen sowie gegebenenfalls auch zum Fluss. Aus dieser Beschreibung abgeleitet sollte sich dann im zweiten Arbeitsgang eine wertende, qualitative Befundung an-

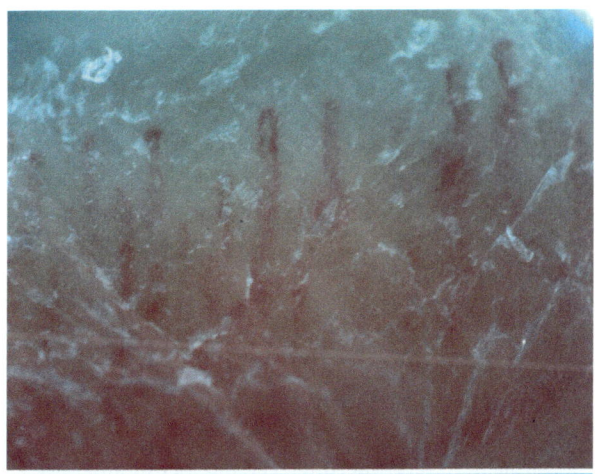
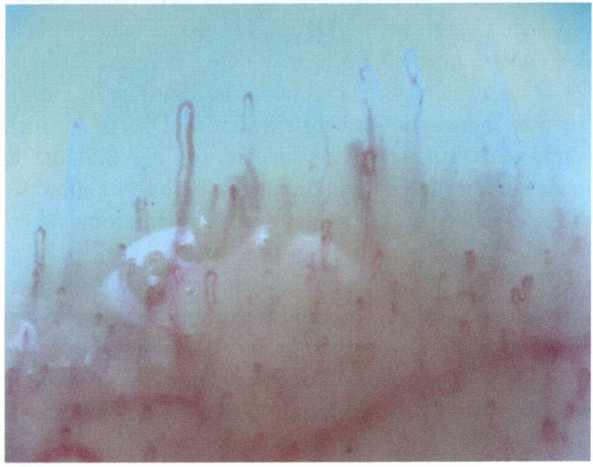

Abb. 3.4 Dieselbe Region vor und nach Auftragen von Walnussöl, 200× Vergrößerung, Videokapillarmikroskop. (Eigene Aufnahmen) Durch das aufgetragene Öl ergbit sich eine deutliche Verbesserung der Hauttransparenz

schließen. Optimal ist eine Befunderhebung für jeden einzelnen Finger. Bei unauffälligen Befunden kann dies jedoch auch zusammengefasst werden.

3.3 Technik

Es gibt inzwischen eine Vielzahl von einfach zu verwendenden, für klinische Zwecke gut brauchbaren und zum Teil sehr preisgünstigen Mikroskopen, mit denen die Untersuchung durchgeführt werden kann [5, 3] (◘ Abb. 3.5, 3.6, 3.7).

Grundsätzlich zu beachten ist, dass eine ausreichende Vergrößerungsmöglichkeit bestehen muss (Übersicht bis zur 50-facher Vergrößerung, genaue Befundung bis zu 200-facher Vergrößerung) [10, 6, 11]. Bei manchen Mikroskopen ist es möglich, noch einen höheren Vergrößerungsfaktor zu wählen [4]. Damit kann der Blutfluss in Einzelfällen zwar etwas besser beurteilt werden. Dies geht jedoch häufig auch mit einer Verschlechterung der Bildqualität sowie einer weiteren Reduktion des Überblicks einher. Sie ist für die üblichen klinischen Zwecke nicht zwingend erforderlich.

Für eine Beurteilung der Untersuchung sollte eine entsprechende Software vorhanden sein, mit der Messungen und Skalierungen rasch und problemlos möglich sind [5]. So sollte z. B. die Anzahl der Kapillaren pro Millimeter oder das Gefäßlumen einwandfrei erfasst werden können.

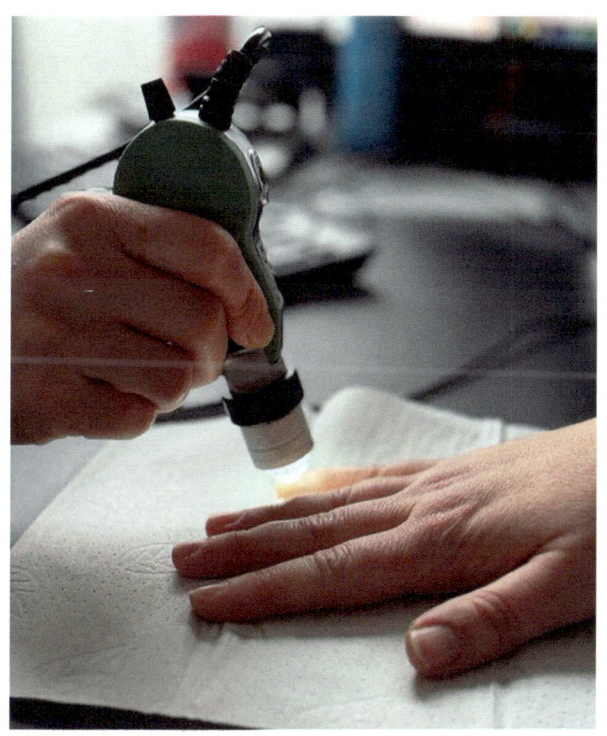

Abb. 3.5 Verschiedene Mikroskoptypen. Videokapillarmikroskop. (Eigene Aufnahmen)

Für den zügigen Ablauf einer Untersuchung sowie für Kontrolluntersuchungen ist es entscheidend, in welcher Art die gewonnenen Aufnahmen gespeichert werden. Optimal für spätere Kontrolluntersuchungen ist eine sofortige patientenbezogene Zuordnung. In diesem Zusammenhang

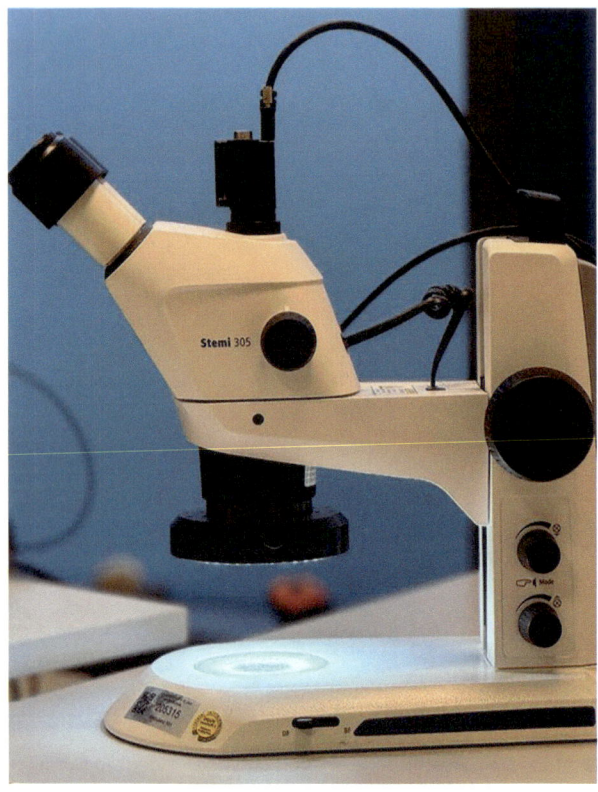

Abb. 3.6 Verschiedene Mikroskoptypen. Einfaches Auflichtmikroskop. (Eigene Aufnahmen)

sollte auch vor Anschaffung eines Mikroskopes beurteilt werden, ob das Aufnehmen der Bilder selbst unkompliziert (z. B. mithilfe eines Fußschalters) erfolgen kann.

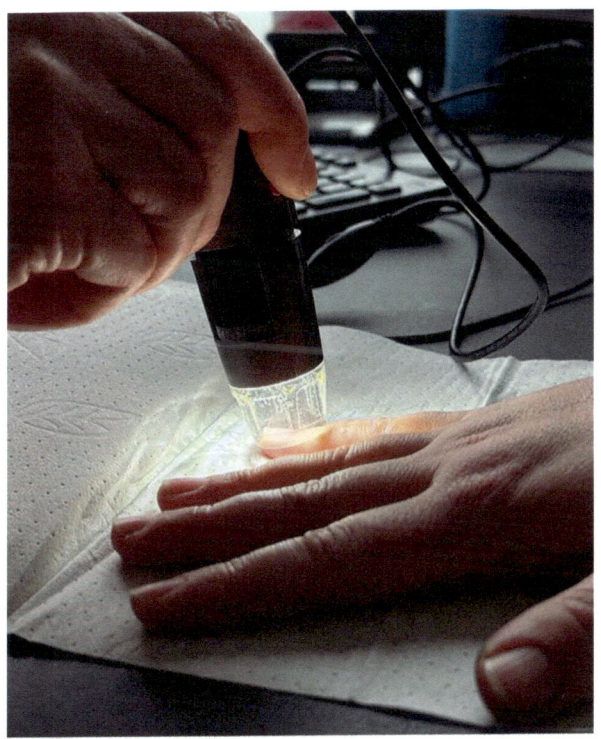

Abb. 3.7 Verschiedene Mikroskoptypen. USB-Mikroskop. (Eigene Aufnahmen)

Selbstverständlich ist auch der Preis ein nicht zu vernachlässigender Faktor vor der Anschaffung eines geeigneten Gerätes [6]. Die Spanne des zu investierenden Betrages geht von wenigen Euro bis zu 5-stelligen Summen. Qualitativ bildet sich diese Differenz nicht immer ab. Es sollte auch bedacht werden, dass eine direkte Abrechnung der Untersuchung zurzeit nicht ausreichend möglich ist.

Die Art, die Qualität und letztendlich auch der Preis des verwendeten Mikroskops hängt auch davon ab, welche Zielsetzung besteht (klinische Routine oder auch wissenschaftliche Publikation) und wie häufig die Kapillarmikroskopie eingesetzt werden soll (◘ Abb. 3.8, 3.9, 3.10).

Den Goldstandard bei den Geräten stellte in den letzten Jahren das Videokapillarmikroskop dar [5, 3]. Eine der Gründe dafür ist, dass die meisten der grundlegenden Studien mithilfe dieser Geräte durchgeführt wurden. Typischerweise bieten diese Mikroskope eine sehr gute

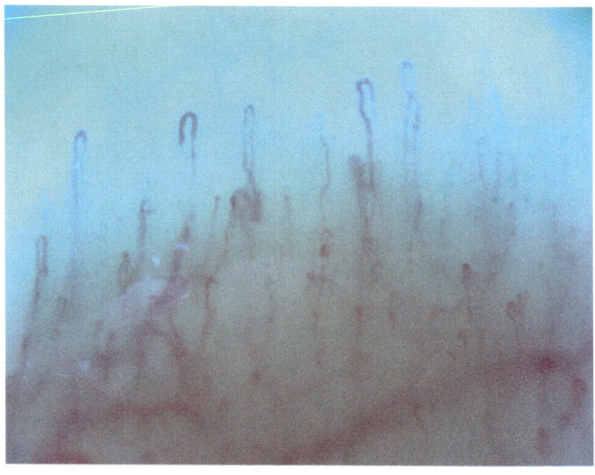

◘ **Abb. 3.8** Vergleich derselben Untersuchungsregion bei verschiedenen Mikroskoptypen. Videokapillarmikroskop. (Eigene Abbildungen)

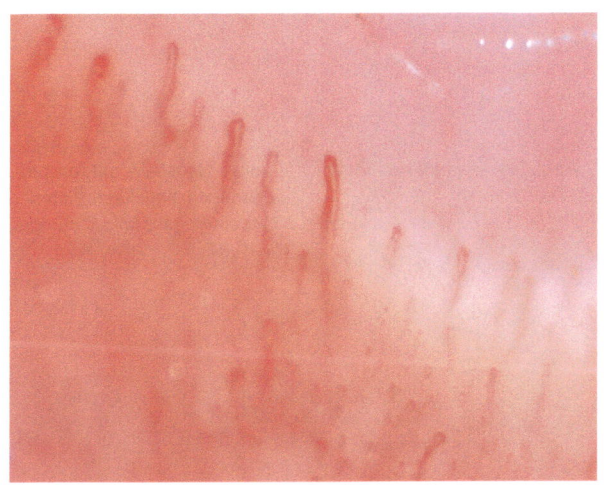

Abb. 3.9 Vergleich derselben Untersuchungsregion bei verschiedenen Mikroskoptypen. USB-Mikroskop. (Eigene Abbildungen)

Bildqualität und aufgrund der mitgelieferten Software hervorragende Möglichkeiten der Bildanalyse sowie einer patientenbezogenen Speicherung der Aufnahmen. Ein Nachteil vieler Videokapillarmikroskopien ist, dass ein Hineinzoomen in den Untersuchungsbereich oft nicht möglich ist. Um den Vergrößerungsfaktor zu wechseln, muss der Linsenaufsatz ausgetauscht werden. Erfahrungsgemäß wird dies bei dem üblichen Zeitdruck nur selten durchgeführt.

Eine mögliche Fehlerquelle aller Geräte (z. B. auch des Videokapillarmikroskops), die direkt auf dem Finger aufgesetzt werden, ist ein zu hoher Auflagedruck [4, 5]. Dieser kann dazu führen, dass der Blutfluss der Kapillaren ver-

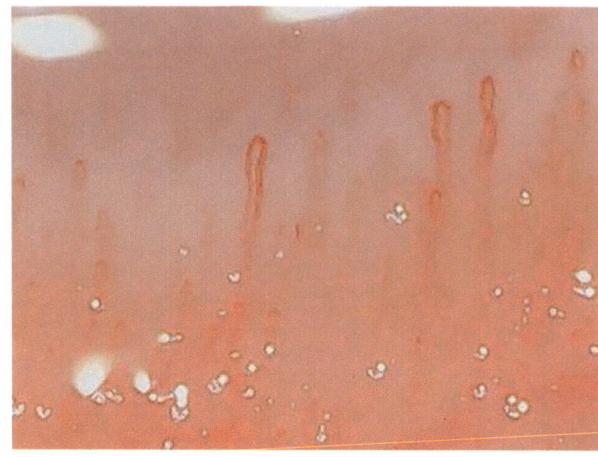

Abb. 3.10 Vergleich derselben Untersuchungsregion bei verschiedenen Mikroskoptypen- Auflichtmikroskop (eigene Abbildungen)

mindert und somit die Dichte oder Flussgeschwindigkeit als zu gering beurteilt wird.

Qualitativ gleichwertig zur Videokapillarmikroskopie sind viele Stereomikroskope [5]. Diese bieten meist eine gute Zoom-Option, welche bei unauffälligen Befunden im Übersichtsbereich zu einer deutlichen Zeitersparnis führen kann. Ein direkter Kontakt mit dem Finger besteht hier nicht.

Während diese beiden Mikroskoptypen häufig relativ kostspielig sind, finden sich am anderen Ende der Preisskala USB-Mikroskope oder preisgünstige Geräte ähnlichen Typs [6]. Viele von diesen sind ursprünglich z. B. zur Beurteilung von technischen Geräten entwickelt worden und bieten somit auch eine für die Kapillarmikroskopie geeignete Messsoftware. Formal ist jedoch zu beachten, dass diese Art von Mikroskopen meist nicht als Medizinprodukt deklariert ist. Sie können damit zwar zur Dokumentation, jedoch nicht offiziell zur Therapieentscheidung genutzt werden. Natürlich müssen in der Handhabung, Bildqualität oder auch bei patientenbezogenen Speicheroptionen immer wieder Abstriche gemacht werden. Die wesentlichen Pathologien lassen sich jedoch mit diesen Geräten meist sehr gut erkennen.

In mehreren Studien konnte zwischenzeitlich nachgewiesen werden, dass sich die Qualität einer Diskriminierung zwischen SSc-Patienten und gesunden Kontrollgruppen bei USB-Mikroskopen nicht von den Videokapillarmikroskopen unterscheidet [2]. Mit Einführung von preisgünstigen Mikroskopen wird die Untersuchung generell häufiger angewendet und so können letztendlich auch mehr Daten zum Thema Kapillarmikroskopie gewonnen werden.

Eine ganze Reihe von anderen Geräten findet sich preislich und qualitativ zwischen den bereits genannten Mikroskoptypen [5, 3]. Auch hier zeigt sich oft eine sehr gute Bildqualität in Kombination mit praktikablen Speicheroptionen, sodass auch diese Geräte eine sinnvolle und brauchbare Alternative im klinischen Alltag darstellen.

Immer wieder werden auch Ophthalmoskope und Dermatoskope (s. u.) für orientierende Untersuchungen verwendet [12]. Der Vergrößerungsbereich bei Ophtalmoskopen ist meist zwischen 10–20-fach. Viele der wichtigsten Pathologika lassen sich damit feststellen, allerdings ist eine Befunddokumentation über eine Speicherung von

Bildern in der Regel nicht immer möglich. Eine erste Screeninguntersuchung kann problemlos mit diesen Geräten durchgeführt werden. Beim Nachweis von Pathologika sollte dann jedoch eine Nachuntersuchung mit einem höherwertigen Mikroskop erfolgen.

3.4 Dermatoskopie

C. Sunderkötter

Den Dermatologen ist ein ähnliches Verfahren vertraut: die Auflichtmikroskopie. Sie ist eine wertvolle, ebenfalls nichtinvasive Hilfe in der Differenzialdiagnose von epidermalen und dermalen Pigmentierungen (Melanomen), inzwischen auch von bestimmten entzündlichen Dermatosen, aber auch zur Beurteilung der oberflächlichen Gefäßarchitektur.

Die Objektive der – allerdings meist nicht stereoskopischen Handgeräte – leisten in der Regel eine gute Ausleuchtung und Auflösung bei 10-facher Vergrößerung. Damit lassen sich zwar auch am Nagelfalz einige pathologische Veränderungen erkennen, aber nicht alle (s. u.) und nicht alle so sicher oder in einem so frühen Stadium wie mit einem Videokapillarmikroskop. Nicht gut erkennbar oder quantifizierbar mit einem Dermatoskop (bzw. Vergrößerungen unter 100-fach) sind z. B.:
- Verzweigungen
- Kaliberschwankungen
- Genaue, quantifizierbare Anzahl der Kapillare pro mm
- Leichte Ödeme

- Aggregation von Erythrozyten („Klumpen" die im durchsichtigen Plasma durch die Kapillare treiben und zu Änderungen der Kapillargestalt führen); letzteres lässt sich außerdem nur über ein Zeitintervall beobachten und ist auch daher mit einer Dermatoskopie nicht gut machbar. Insbesondere bei bestimmten morphologischen Veränderungen der Kapillare kommt diese Methode an ihre Grenzen.

Die dermatoskopische Untersuchung des Nagelfalzes ermöglicht aber für die Abklärung eines Raynaud-Syndroms einen ähnlich guten positiven Vorhersagewert (100 %) wie die Kapillarmikroskopie für einen Normalbefund oder ein Fehlen der für die systemische Sklerose typischen Veränderungen („Sclerodermic Pattern") [9], obwohl hier die geringere Dichte an Kapillaren eines der Kriterien ist, neben unregelmäßiger Verteilung der Kapillaren, Megakapillaren, gefäßfreien Arealen und Einblutungen; die letzten drei Kriterien sind unserer Erfahrung nach gut mit dem Dermatoskop zu beurteilen.

Mehrere Studien haben belegt, dass die Auflichtmikroskopie innerhalb ihrer Grenzen ein geeignetes, leicht verfügbares und zu benutzendes Instrument für reproduzierbare Befundung der Nagelfalzkapillaren ist, mit welchem inzwischen auch digitale Bilder aufgenommen und gespeichert werden können. Allerdings sind sie noch nicht mit kommerziell verfügbare Auswertungssystemen verknüpft.

- **Zusammenfassung**

Untersucht werden sollten der 2.–5. Finger jeder Hand, wobei jeweils die letzte Kapillarreihe vor dem Nagelfalz bewertet wird. Eine 50–200-fache Vergrößerung sollte mit dem Mikroskop zur exakten Befundung möglich sein. Die unterschiedlichen Mikroskoptypen unterscheiden sich nicht nur preislich, sondern auch qualitativ. Oft sind jedoch auch günstigere Geräte für die Routineuntersuchung einsetzbar.

Literatur

1. Arvaitaki A, Giannakoulas G, Triantyfyllidou E et al (2021) Peripheral microangiopathy in precapillary pulmonary hypertension: a nailfold video capillaroscopy prosepective study. Respir Res 22:27
2. Berks M, Dinsdale G, Marjanovic E, Murray A, Taylor C, Herrick AL (2021) Comparison between low cost USB nailfold capillaroscopy and videocapillaroscopy: a pilot study. Rheumatology 60:3862–3867
3. Cutolo M, Smith V, Sulli A (2010) Atlas of capillaroscopy in rheumatic diseases. Elsevier, Milano
4. Geyer M, Vasile M, Hermann W (2014) Nagelfalzkapillarmikroskopie. Z Rheumatol 73:149–162
5. Hasseli-Fräbel R, Hermann W, Sander O, Triantafyllias K (2022) Kapillarmikroskopie – Grundlagen und klinische Anwendung. Z Rheumatol 81:313–322
6. Hermann W (2016) Kapillarmikroskopie. Z Rheumatol 75(6):586–590
7. Klein-Weigel PF, Sunderkötter C, Sander O (2016) Nailfold capillarsocopy microsopy – an interdisciplinary appraisal. Vasa 45:353–364
8. Lambova S et al (2011) Capillaroscopic pattern at the toes of sytsemic sclerosis patients: does it „tell" more than those oft he fingers? J Clin Rheumatol 17:311–314

9. Montfort JB, Klejtman T, Lazareth I, Kottler D, Blaise S, Imbert B, Chaby G, Lok C, Maillard H, Beneton N, Journet-Tollhupp J, Goujon E, Jacquin A, Tella E, Mboup B, Vicaut E, Senet P (2024) Groupe d'Angio-Dermatologie de la Société Française de Dermatologie. Nailfold dermoscopy predicts the absence of a capillaroscopy sclerodermic pattern: The multicentre, prospective VASCUL-R trial. J Eur Acad Dermatol Venereol. 38(10):1982–1987. https://doi.org/10.1111/jdv.19803. Epub 2024 Jan 22
10. Sander O et al (2010) Kapillarmikroskopie – Durchführung und Nomenklatur. Z Rheumatol 69:253–262
11. Sander O, Sunderkötter C, Kötter I, Wagner I, Becker M, Herrgott I, Schwarting A, Ostendorf B, Iking-Konert C, Genth ER (2010) Capillaroscopy. Procedure and nomenclature. Z Rheumatol 69(3):252–262
12. Sander O, Iking-Konert C, Ostendorf B (2012) Taschenatlas Kapillarmikroskopie, 2. Aufl. Rheumazentrum Rhein-Ruhr

Morphologie

Oliver Sander

Inhaltsverzeichnis

4.1 Haarnadelform (engl. Hairpin shape) – 41

4.2 Torquierung (engl. Tortuosity, Crossing) – 42

4.3 Elongation (engl. Elongation) – 43

4.4 Kaliberschwankung (engl. Caliber Variation) – 45

4.5 Ektasie (engl. Ectasia) – 46

© Der/die Autor(en), exklusiv lizenziert an Springer-Verlag GmbH, DE, ein Teil von Springer Nature 2025
W. Hermann, O. Sander (Hrsg.), *Pocket Guide Kapillarmikroskopie*,
https://doi.org/10.1007/978-3-662-71364-8_4

4.6	Megakapillare (engl. Giant Capillary)	– 48
4.7	Verzweigung (engl. Ramification, Neoangiogenesis)	– 49
4.8	Büschelkapillare (engl. Bushy Capillary)	– 50
4.9	Fluss, Sludge (engl. Sludge)	– 51
4.10	Stase (engl. Stasis)	– 52
4.11	Thrombose (engl. Thrombosis)	– 53
4.12	Rekrutierung (engl. Recruitment)	– 54
4.13	Extrakapilläre Veränderungen, Ödem (engl. Edema)	– 56
4.14	Blutung (engl. Microhemorrhage)	– 57
4.15	Kapillardichte (engl. Capillary Densitiy)	– 58

4.1 Haarnadelform (engl. Hairpin shape)

Definition „Haarnadelform"
Afferenter und efferenter Schenkel liegen parallel und dicht beieinander und kreuzen sich höchstens einmal, der Scheitel ist schmal.

In der Normalpopulation wird die Haarnadelform bei über 70 % der Kapillaren dokumentiert.

Die Haarnadelform findet sich als die bei Gesunden häufigste und in der Bauform einfachste Normvariante. Der Scheitel ist schmal. Die Haarnadelform kann aber auch bei allen Erkrankungen dokumentiert werden. Gestauchte Kapillaren mit schmalem Scheitel, deren afferenter und efferenter Schenkel sich höchstens einmal kreuzen, gelten auch als Haarnadelform (◘ Abb. 4.1).

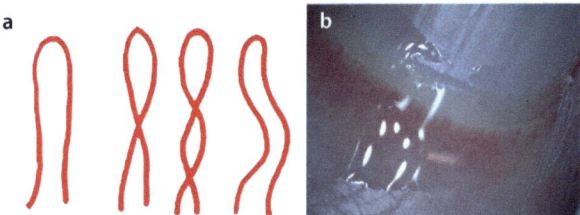

◘ **Abb. 4.1** **a** Schemazeichnung „Haarnadelform". Afferenter und efferenter Schenkel liegen parallel und dicht beieinander, der Scheitel ist schmal, **b** Morph 1b Panoramaaufnahme (5 mm) der Nagelfalz mit überwiegend haarnadelförmigen Kapillaren

4.2 Torquierung (engl. Tortuosity, Crossing)

Definition „Torquierung"
Afferenter und efferenter Schenkel kreuzen sich an mindestens zwei Stellen.

In der Normalpopulation wird die Torquierung in 18,2 % der Kapillaren dokumentiert.

Torquierungen finden sich bei Gesunden als Normvariante. Dann ist in der Regel der Scheitel so schmal wie bei einer haarnadelförmigen Kapillare. Diese Torquierungen sind in der Übersicht oder bei schlechten Sichtbedingungen kaum von der Haarnadelform zu unterscheiden.

Eine Elongation der Kapillare kann häufig zur kompensatorischen Torquierung (korkenzieherartigen Verdrehung) führen. Dann ist der Scheitel oft nicht mehr schmal, sondern aufgeweitet. Auf eine Kollagenose weisen Torquierungen bei über 10 % der Kapillaren im Verbund mit anderen Veränderungen hin (◘ Abb. 4.2).

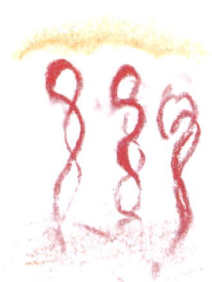 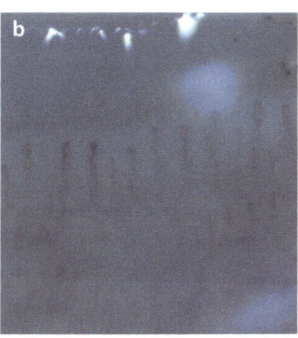

Abb. 4.2 a Schemazeichnung „Torquierung": Afferenter und efferenter Schenkel kreuzen sich an mindestens zwei Stellen, b Übersichtsaufnahme 1,8 mm mit zahlreichen Torquierungen

4.3 Elongation (engl. Elongation)

Definition „Elongation"
Verlängerung einzelner oder mehrerer Kapillaren um 50 % bzw. 350 μm.

In der Normalpopulation wird die Elongation in 1,6 % der Kapillaren dokumentiert.

Physiologisch haben bei mechanisch nicht allzu stark belasteten Fingern die Kapillaren eine vergleichbare Länge, die von Mensch zu Mensch variiert. Durch einen hohen Nagelwall oder ein Streckdefizit des Fingers kann eine Verkürzung durch einen anderen Sichtwinkel suggeriert werden.

Diabetiker haben oft kürzere Kapillaren um 100 μm Länge („Fischschwarmphänomen"). Längere Kapillaren können kompensatorisch neben avaskulären Arealen auftreten. Bei der Psoriasis ist eine homogene Elongation beschrieben mit deutlicher Torquierung. Bei Kollagenosen und Vaskulitiden treten Elongationen oft zwischen anderen Veränderungen auf. Die Kapillaren können dann ihre Haarnadelform behalten oder kompensatorisch Torquierung, eine Büschelung oder Schießschartenformen bilden (◘ Abb. 4.3).

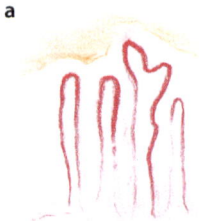
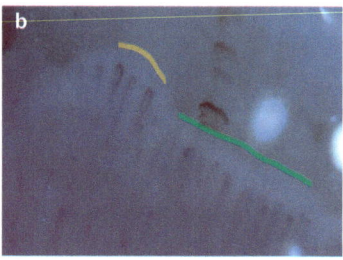

◘ **Abb. 4.3** **a** Schemazeichnung „Elongation". Verlängerung einzelner oder mehrerer Kapillaren, **b** Morph 3b Detailaufnahme (2,5 mm) der Nagelfalz mit elongierten (gelb) neben normal langen Kapillaren (grün)

4.4 Kaliberschwankung (engl. Caliber Variation)

Definition „Kaliberschwankung"
Persistierende Variabilität der Dicke eines Schenkels um >50 %.

In der Normalpopulation wird die Kaliberschwankung in 0,7 % der Kapillaren dokumentiert.

Das physiologische Lumen der Kapillare variiert beim afferenten Schenkel zwischen 8 und 10 µm und beim efferenten Schenkel zwischen 10 und 14 µm. Innerhalb des Schenkels variiert das Lumen normalerweise kaum. Einzelne auch benachbarte Kapillaren können gering unterschiedliche Dicken durch eine variable Rekrutierung aufweisen, der Aspekt ist dennoch üblicherweise homogen. Sludge kann zum Aspekt der Kaliberschwankung im Standbild führen, typisch sind in dem Fall aber auch Plasmalücken. Intraluminale, inflammatorische Prozesse wie Aggregation von Antigen-Antikörper-Komplexen mit Aktivierung des Komplementsystems können auf die Gefäßwand übergreifen und hier zu fokalen Architekturstörungen oder auch Variationen des Lumens führen (z. B. umschriebene kurzstreckige Einengungen und Aufweitungen). Neben Kollagenosen werden Kaliberschwankungen auch bei Virusinfekten gesehen. Kaliberschwankungen sind in der Regel reversibel (◘ Abb. 4.4).

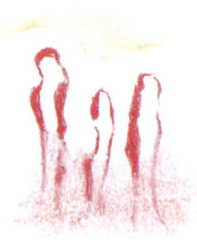 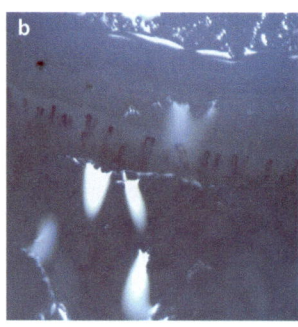

Abb. 4.4 a Schemazeichnung „Kaliberschwankung". Persistierende Variabilität der Dicke eines Schenkels, **b** Übersichtsaufnahme 2mm mit Kaliberschwankungen zahlreicher Kapillaren

4.5 Ektasie (engl. Ectasia)

Definition „Ektasie"
Aufweitung des Lumens >50 % den Scheitel oder einen ganzen Schenkel betreffend.

In der Normalpopulation wird die Ektasie in 0,25 % der Kapillaren dokumentiert.

Eine Ektasie des Scheitels zwischen afferentem und efferentem Schenkel ist ein typisches frühes Zeichen für eine Kollagenose, insbesondere für eine systemische

Sklerose. Im Gegensatz zu den Kaliberschwankungen ist bei mehreren Kapillaren immer der gleiche Abschnitt, insbesondere der Scheitel erweitert. Megakapillaren (s. u.) sind letztlich eine Extremforme der Ektasie. Ektasien des Scheitels sind bei Gesunden ungewöhnlich. Eine Ektasie des efferenten Schenkels weist auf eine venöse Stauung hin, wenn sie umschrieben nur die Hände befällt, auf eine sogenannte Akrozyanose (Regulationsstörung ohne Krankheitswert) (◘ Abb. 4.5).

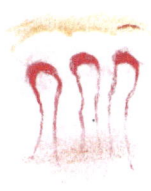
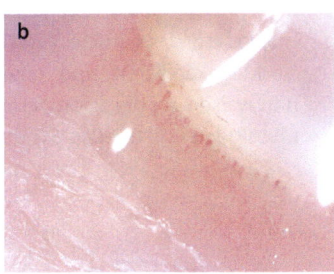

◘ Abb. 4.5 a Schemazeichnung „Ektasie". Aufweitung des Lumens, den Scheitel oder einen ganzen Schenkel betreffend, b Panoramaaufnahme (4 mm) mit Ektasien zahlreicher Kapillaren der ersten Reihe

4.6 Megakapillare (engl. Giant Capillary)

Definition „Megakapillare"
Aufweitung des Kapillarlumens über 50 µm.

In der Normalpopulation wird die Megakapillare in 0,0004 % der Kapillaren dokumentiert.

Megakapillaren sind mit geschultem Auge oft schon ohne Hilfsmittel zu erkennen. Ihr Lumen und Durchmesser ist auf das teils über 30-Fache erweitert. Bei Vergrößerungen um das 20-Fache können afferente und efferente Schenkel bereits erkannt werden. Bei Vergrößerungen über das 50-Fache sind keine weiteren Informationen mehr zu gewinnen, vielmehr wird das kapillarmikroskopische Bild nur unscharf und verschwommen.

Megakapillaren sind quasi immer pathologisch und weisen auf die Sklerodermie, das CREST-Syndrom, Myositiden und Overlap-Syndrome hin (◘ Abb. 4.6).

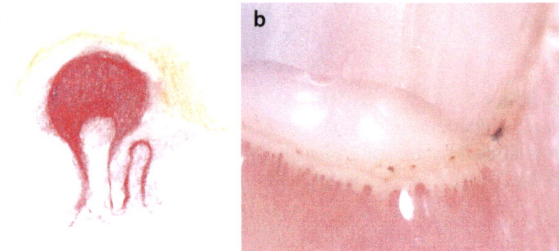

◘ **Abb. 4.6 a** Schemazeichnung „Megakapillare". Aufweitung des Kapillarlumens über 50 µm, **b** Panoramaaufnahme 4 mm mit 3 Megakapillaren in der ersten Reihe in der Bildmitte

4.7 Verzweigung (engl. Ramification, Neoangiogenesis)

Definition "Verzweigung"
Abnorme Verbindungen zwischen afferentem und efferentem Schenkel, verschiedenen Kapillaren oder Gefäßneubildungen (Neoangiogenese).

In der Normalpopulation wird die Verzweigung in 2,5 % der Kapillaren dokumentiert.

Verzweigungen sind fast immer unphysiologisch und weisen auf eine Neoangiogenese hin. Bisweilen sind Elongationen mit mehreren Kreuzungen schwer von Verzweigungen zu unterscheiden. Vereinzelte Verzweigungen sind als Reparatur nach Schädigung unspezifisch. Bei früher Erkrankung können erste Verzweigungen der Kapillaren Hinweise auf die Grunderkrankung geben. Ein sehr eindrucksvoller Befund sind ausgeprägte Verzweigungen bei fortgeschrittenen Verläufen eines SLE oder eines Overlap-Syndroms mit akraler Vaskulitis. Die gewohnte Architektur der üblicherweise unverzweigten, nahezu im rechten Winkel zu Arteriolen und Venen stehenden Kapillaren ist aufgehoben (◘ Abb. 4.7).

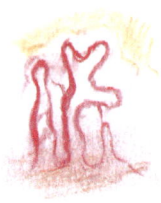 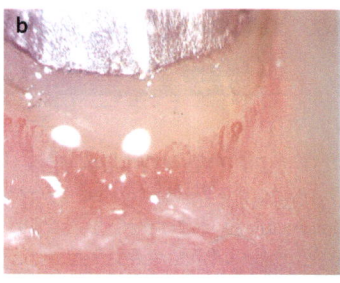

Abb. 4.7 a Schemazeichnung „Verzweigung". Abnorme Verbindungen zwischen afferentem und efferentem Schenkel, verschiedenen Kapillaren oder Gefäßneubildungen, b Panoramaaufnahme (4 mm) mit zahlreichen Verzweigungen bis zur Büschelkapillare

4.8 Büschelkapillare (engl. Bushy Capillary)

Definition „Büschelkapillare"
Ausgeprägte Verzweigungen einer Kapillare.
In der Normalpopulation wird die Büschelkapillare in 0,001 % der Kapillaren dokumentiert.

Ausgeprägte Verzweigungen werden auch Büschelkapillare genannt. Sie können auch vereinzelt als reparativer Prozess bei Gesunden nach Verletzungen dokumentiert werden (Abb. 4.7).

4.9 Fluss, Sludge (engl. Sludge)

Definition „Sludge"
Sichtbare Aggregation der Erythrozyten bis zum reversiblen Abbruch des Flusses.

In der Normalpopulation wird Sludge an 18 % der untersuchten Finger dokumentiert.

Veränderungen des Endothels, der korpuskulären Bestandteile und des Blutplasmas beeinflussen die physiologische, laminäre Strömung. Dieses resultiert in einer Aggregation von Erythrozyten, die sich wie „Klumpen" mit dazwischen durchsichtigem Plasma durch die Kapillare bewegen. Dadurch ändert die Kapillare ständig ihre Gestalt. Diese Phänomene sind erst bei Vergrößerungen über 100x sicher nachweisbar und bedürfen einiger Beobachtungszeit. Auf einem einzelnen Foto sind sie nicht von Kaliberschwankungen zu unterscheiden. Erst die Sequenz mehrerer Fotos oder ein Film belegt dieses Phänomen (◘ Abb. 4.8).

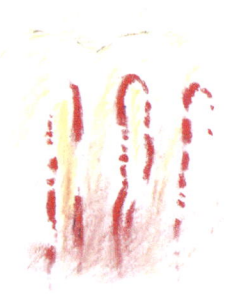
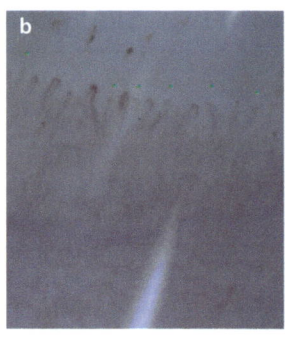

Abb. 4.8 a Schemazeichnung „Sludge". Sichtbare Aggregation der Erythrozyten, **b** Übersichtsaufnahme 1,8mm mit Hinweisen auf Sludge, markiert mit grünen Punkten

4.10 Stase (engl. Stasis)

Definition Stase
Kapillare mit livider Verfärbung und passager fehlendem Flussnachweis.

In der Normalpopulation wurde das Phänomen der Stase nicht untersucht, da dafür eine Live-Beobachtung oder Filmsequenzen nötig sind.

Physiologisch, insbesondere bei Menschen mit einem Raynaud-Syndrom, kann es durch Kältereiz zur Stase kommen. Diese ist in der Regel reversibel und im Verlauf ist ein Fluss wieder nachweisbar. Stase ist am Standbild nicht erkennbar.

4.11 Thrombose (engl. Thrombosis)

Definition Thrombose
Irreversible Thrombosierung einer Kapillare mit livider bis bräunlicher Verfärbung und fehlendem Flussnachweis.

In der Normalpopulation wird eine Thrombose an 0,12 % der untersuchten Finger dokumentiert.

Physiologisch kann insbesondere eine mechanische Belastung wie eine Verletzung eine Kapillarthrombose bedingen. Aber auch Gefäßwandschädigungen durch Immunprozesse oder Mikroembolien können zur Thrombose führen. Die betroffene Kapillare geht verloren, kann aber durch Neoangiogenese ersetzt werden (◘ Abb. 4.9).

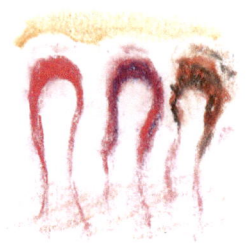 

Abb. 4.9 a Schemazeichnung „Stase und Thrombose" mit links normaler Färbung (Fluss), in der Mitte livide Färbung als Hinweis auf eine Stase und rechts Thrombose mit bräunlicher Färbung und beginnender Auflösung der Kapillargrenze, **b** Detailaufnahme 1 mm mit Thrombose, markiert mit grünem Punkt

4.12 Rekrutierung (engl. Recruitment)

Definition Rekrutierung
Füllung einer anatomisch angelegten Kapillare mit Blut.
In der Normalpopulation sind etwa 80 % der Kapillaren rekrutiert.

Physiologisch sind in der Regel nicht alle Kapillaren mit Blut gefüllt (rekrutiert) und damit sichtbar. Die rekrutierten Kapillaren wechseln in der Regel und unter höherem Bedarf steigt die Rekrutierungsrate. Die Rekrutierung ist am Standbild nicht erkennbar, hierfür sind längere Beobachtung oder mehrere sequenzielle Aufnahmen nötig (Abb. 4.10).

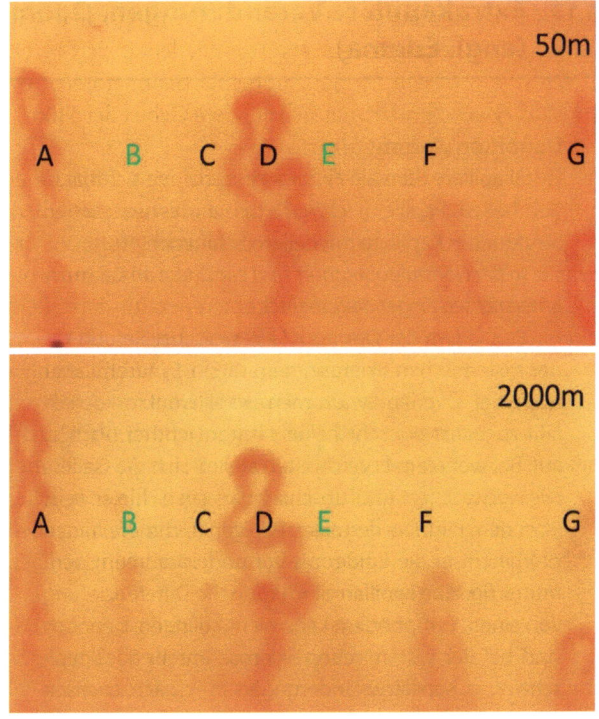

Abb. 4.10 Detailansicht (1 mm) mit identischem Abschnitt der Nagelfalz unter normalen Bedingungen (50 m) und Simulation einer leichten Hypoxie (entsprechend 2000 Höhenmetern). Die Kapillaren B und E werden in der Hypoxie zusätzlich rekrutiert

4.13 Extrakapilläre Veränderungen, Ödem (engl. Edema)

Definition „Ödem"
Extrakapilläre dermale Flüssigkeitszunahme sichtbar in der hellen Papille (Lichthof) bis zur verwaschenen Struktur der Kapillare mit hellem Schimmer.

In der Normalpopulation wird ein Ödem an 0,8 % der untersuchten Finger dokumentiert.

Das Ödem der Dermis ist ein typischer Befund bei der systemischen Sklerose, dem CREST-Syndrom, aber auch bei Overlap-Syndromen. Kapillarmikroskopisch fällt zunächst ein sehr heller, breiter Lichthof (Papille) auf. Bei weiterem Fortschreiten stellen sich die Gefäße wie verwaschen und unscharf dar; ein Schleier liegt über dem Bild. Die dermalen Papillen (Lichthöfe) ragen prominent in die Epidermis vor und schimmern perlmuttartig. Eine kapillarmikroskopische Differenzierung von einem Lymphödem kann nicht gelingen. Dennoch sind bei der systemischen Sklerose immer auch typische Kapillarveränderungen nachzuweisen (◘ Abb. 4.11).

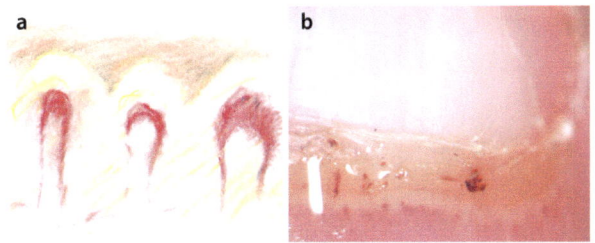

Abb. 4.11 **a** Schemazeichnung „Ödem" sichtbar in der hellen Papille (Lichthof) bis zur verwaschenen Struktur der Kapillare, **b** Panoramabild (4 mm) mit verwaschener Kapillardarstellung und sehr breitem hellem Lichthof

4.14 Blutung (engl. Microhemorrhage)

Definition „Blutung"
Extravasaler Nachweis von Erythrozyten oder deren Abbauprodukten.

In der Normalpopulation werden Blutungen an 4,9 % der untersuchten Finger dokumentiert, Mikroblutungen an 0,3 % der Finger.

Traumatisierungen und kapilläre Gefäßveränderungen können zur kapillären Blutung führen. Aus ektatischen und Megakapillaren kommt es oft zu zwiebelschalenartigen Blutungen, die über die Epidermis auswachsen. Bei florider Vaskulitis eher zu punktartigen Blutungen, die beim SLE oft nur in hoher Vergrößerung zu sehen sind (Mikroblutungen). Die Farbe und Lokalisation lässt auf das Alter der Blutung zurückschließen (Abb. 4.12).

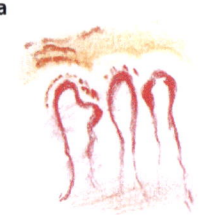 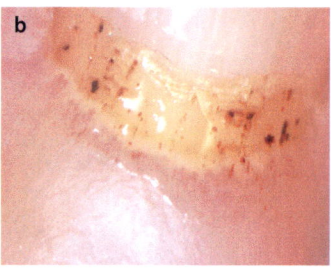

Abb. 4.12 a Schemazeichnung: Blutung der linken (mehrzeitig – zwiebelschalenartig auswachsend) und mittleren Kapillare (einzeitig und nur punktförmig um die Kapillare), b Panoramabild (5 mm) mit zahlreichen mehrzeitigen Blutungen

4.15 Kapillardichte (engl. Capillary Densitiy)

Definition „Kapillardichte"
Zahl der Kapillaren der obersten Reihe der Nagelfalz je Millimeter.

In der Normalpopulation liegt die Dichte bei 7–10 Kapillaren/mm (normale Dichte).

Die sichtbare Dichte ist abhängig von der Rekrutierung (s. o.). Wichtig ist, eine kalibrierte Messmöglichkeit zu haben und mehrere Abschnitte der Nagelfalz zu betrachten.

Definition "avaskuläres Areal"

Fokaler Kapillarverlust von mehr als 3 benachbarten Kapillaren entsprechend 300 μm ohne Kapillarnachweis (◨ Abb. 4.13).

Definition "diffuse Dichteminderung"

Dichte der Kapillaren unter 7/mm ohne erkennbare avaskuläre Areale.

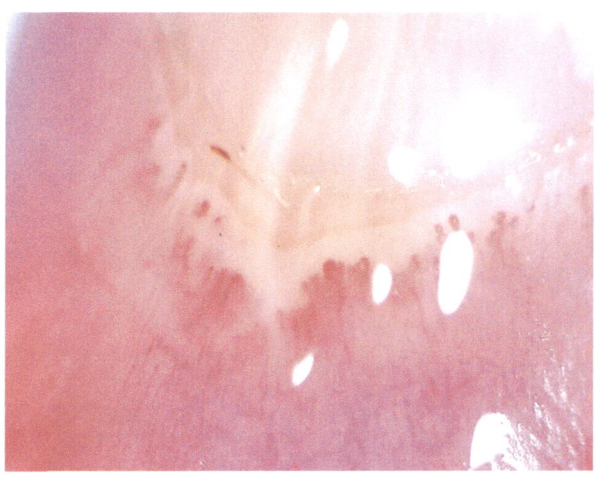

◨ Abb. 4.13 Panoramabild (5 mm) mit großem zentralen avaskulären Areal

Normalbefund

Oliver Sander und Benedikt Ostendorf

Inhaltsverzeichnis

5.1 Definition „Normalbefund" – 62

5.2 Definition „unspezifische Veränderung" – 66

© Der/die Autor(en), exklusiv lizenziert an Springer-Verlag GmbH, DE, ein Teil von Springer Nature 2025
W. Hermann, O. Sander (Hrsg.), *Pocket Guide Kapillarmikroskopie*,
https://doi.org/10.1007/978-3-662-71364-8_5

5.1 Definition „Normalbefund"

> **Definition „Normalbefund"**
> Die Zahl der Kapillaren der obersten Reihe der Nagelfalz beträgt mindestens 7 je Millimeter
> und
> die Kapillaren zeigen eine Haarnadelform (s. o.) oder Torquierung (s. o.) und der Scheitel ist schmal
> und
> der Durchmesser des Scheitellumens liegt unter 20 µm
> und
> Blutungen sind nicht nachweisbar.

Ein komplett normaler Befund ist nur selten an allen Fingern bei zufällig in der Bevölkerung untersuchten Menschen nachzuweisen. Geringe Veränderungen der Morphologie und Blutungen sind durch Alltagsbelastungen erklärbar. Eine Dichteminderung der Kapillaren unter 7/mm ist jedoch selten.

Typisch für den Normalbefund sind eine unterschiedliche, nicht ganz einheitliche Kapillarfüllung und eine leichte Variabilität der Kapillarlänge. Veränderungen mit sehr hellen Kapillaren und hellem Hintergrund deuten auf eine Anämie, sehr gut gefärbte Kapillaren und ein sehr roter Hintergrund auf eine Polyglobulie hin.

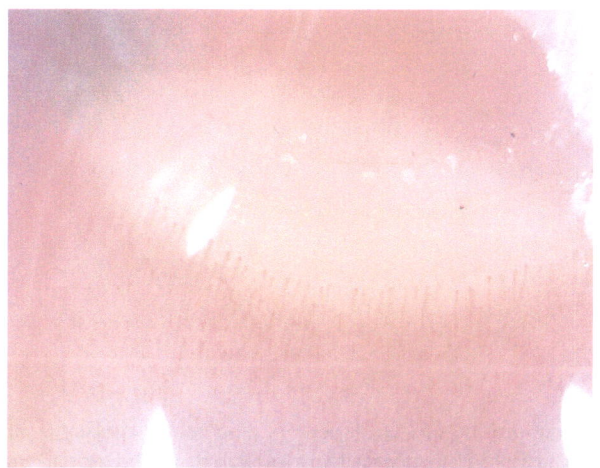

Abb. 5.1 Panoramaaufnahme (5 mm). Normale Nagelfalz mit fast ausschließlich haarnadelförmigen Kapillaren

Abb. 5.1–5.4 stellen Beispiele einer Übersicht „normaler" Nagelfalzen von vier unterschiedlichen gesunden Personen dar. Es zeigt sich bei gleicher Einstellung auch eine unterschiedliche Färbung des Hintergrundes abhängig von Durchblutung und Hämatokrit. In Abb. 5.2 und 5.3 sind die Venolen gut sichtbar.

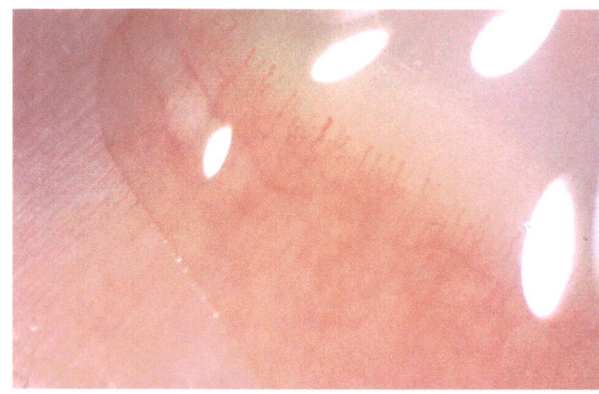

Abb. 5.2 Panoramaaufnahme (5 mm). Normale Nagelfalz mit fast ausschließlich haarnadelförmigen Kapillaren und etwas stärkerer Kapillarfüllung und sichtbaren Venolen

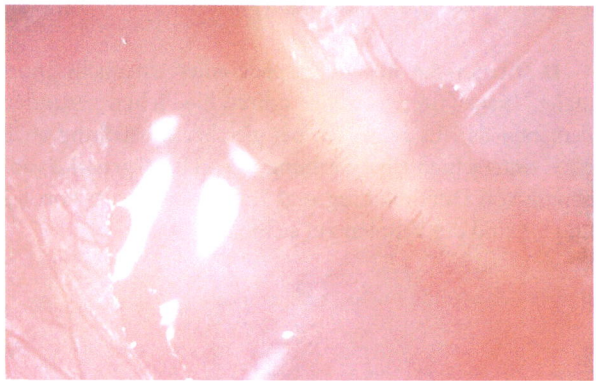

Abb. 5.3 Panoramaaufnahme (6 mm). Normale Nagelfalz mit fast ausschließlich haarnadelförmigen Kapillaren und etwas schwächerer Kapillarfüllung und zentral einigen sichtbaren Venolen

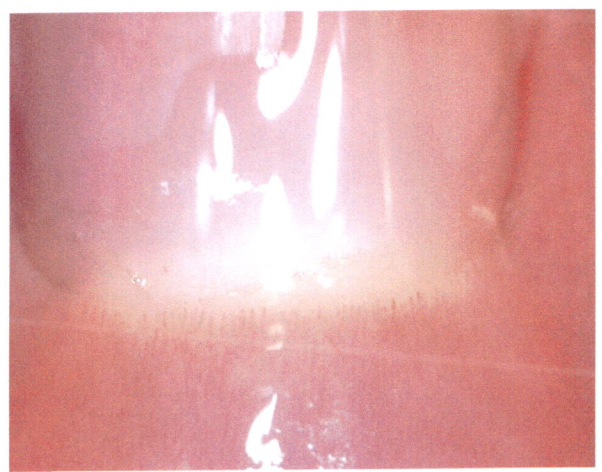

Abb. 5.4 Panoramaaufnahme (5 mm). Normale Nagelfalz mit fast ausschließlich haarnadelförmigen Kapillaren und etwas stärkerer Kapillarfüllung sowie deutlicher gefärbtem Hintergrund als Hinweis auf hohen Hämatokrit

Abb. 5.5 zeigt die Wichtigkeit, den ganzen Nagelfalz zur Frage „normal" zu betrachten, da bei ansonsten normalem Aspekt lediglich am rechten Rand nur eine deutlich auffällige erweiterte Kapillare darstellbar ist, links und rechts davon ein avaskuläres Areal.

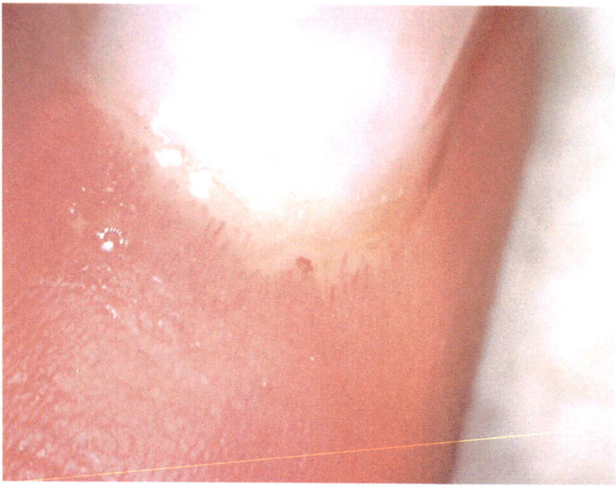

Abb. 5.5 Panoramaaufnahme (5 mm). Normale Nagelfalz mit links im Bild fast ausschließlich haarnadelförmigen Kapillaren und etwas stärkerer Kapillarfüllung, am rechten Rand aber einer deutlich erweiterten und elongierten Kapillare neben einem avaskulären Areal

5.2 Definition „unspezifische Veränderung"

> **Definition „unspezifische Veränderung"**
> Die Zahl der Kapillaren der obersten Reihe der Nagelfalz liegt unter 7 je Millimeter aber über 3/mm
>   und/oder

> die Kapillaren zeigen eine Elongation (s. o.), Verzweigung (s. o.), Ektasie (s. o.) und/oder der Scheitel ist verbreitert
> und/oder
> der Durchmesser des Scheitellumens liegt über 20 µm aber unter 50 µm
> und/oder
> Blutungen sind nachweisbar.

Unspezifische Veränderungen finden sich neben Normalbefunden häufig in der „normalen" Bevölkerung, können aber auch bei mechanischen und chemischen Belastungen, akuten und chronischen Erkrankungen dokumentiert werden. Eine eindeutige Zuordnung zu einer Erkrankung ist in der Regel nicht möglich, je mehr Veränderungen nachweisbar sind und desto stärker die Dichte vermindert ist, desto wahrscheinlicher ist eine Erkrankung (◘ Abb. 5.6).

Liegt die Kapillardichte unter 4/mm (◘ Abb. 5.7, 5.8) und/oder liegt das Scheitellumen über 50 µm, liegt ein sicher pathologischer Befund vor und ein Sklerodermiemuster ist anzunehmen (s. u.) ◘ Abb. 5.5 (◘ Tab. 5.1).

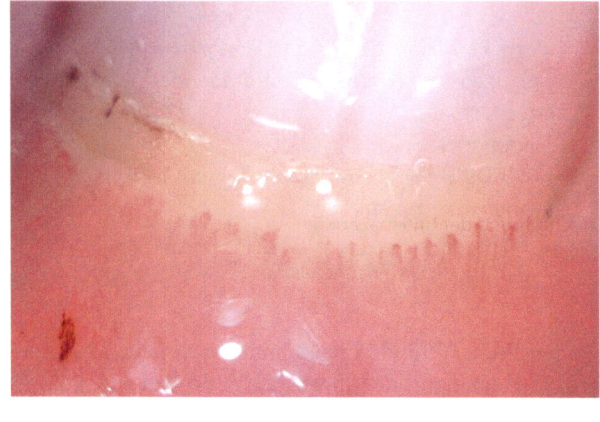

Abb. 5.6 Panoramaaufnahme (5 mm). Nagelfalz mit unspezifischen Veränderungen wie haarnadelförmigen Kapillaren, Ektasien (20–50 µm) und etwas verminderter Dichte sowie ganz links Blutungen

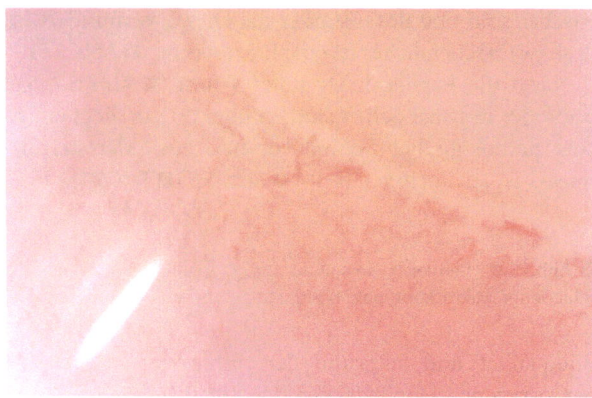

Abb. 5.7 Panoramabild (5 mm). Nagelfalz mit pathologischen Veränderungen mit deutlich verminderter Kapillardichte, Verzweigungen und quasi Fehlen regulärer Kapillaren

Normalbefund

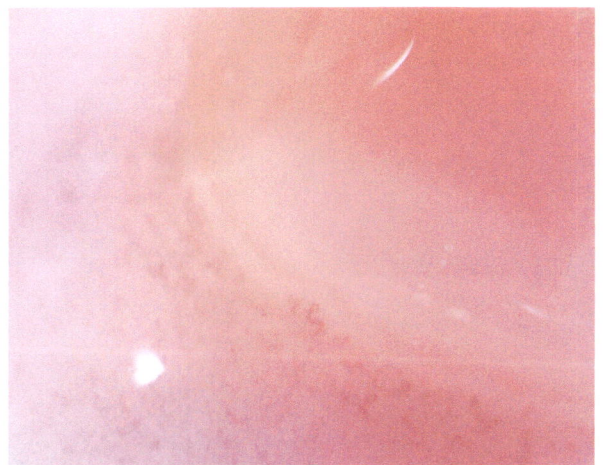

◘ **Abb. 5.8** Panoramabild (5 mm). Nagelfalz mit pathologischen Veränderungen mit deutlich verminderter Kapillardichte, Verzweigungen und kompletten Fehlen regulärer Kapillaren

◘ **Tab. 5.1** Tabellarische Übersicht

Kapillarmikroskopie	Normal	unspezifische Abnormalität (einzeln oder in Kombination)		Skerodermie Muster Früh	Aktiv	Spät
Dichte (7mm)	≥7	<7		≥7	4-6	≤3
Durchmesser Apex (μm)	<20		20-50	>50	>50	≤50
Morphologie*	normal*		abnormal**	normal*	abnormal**	abnormal**
Blutung	-			+	+	+	-

Adaptiert an V. Smith et al. Autoimmunity Reviews 19 (2020) 102458

Raynaud-Syndrom

W. Hermann

Inhaltsverzeichnis

6.1 Epidemiologie – 74

6.2 Pathogenese – 76

6.3 Primäres RS (pRS)/sekundäres RS (sRS) – 79

6.4 Übergang vom primären zum sekundären RS – 87

6.5 Objektivierung des Schweregrades eines RS – 91

6.6 Funktionelle Angiopathien – 93

6.7 Akrozyanose – 93

© Der/die Autor(en), exklusiv lizenziert an Springer-Verlag GmbH, DE, ein Teil von Springer Nature 2025
W. Hermann, O. Sander (Hrsg.), *Pocket Guide Kapillarmikroskopie*,
https://doi.org/10.1007/978-3-662-71364-8_6

6.8	Erythromelalgie	– 94
6.9	Livedo reticularis	– 95
6.10	Therapie eines RS	– 96
6.11	Nicht medikamentöse Behandlung des RS	– 97
6.12	Medikamentöse Behandlung bei unkompliziertem RS	– 97
6.13	Medikamentöse Behandlung bei kompliziertem RS	– 99
	Literatur	– 101

Das Raynaud-Syndrom (RS) ist eine häufig auftretende akrale Durchblutungsstörung [8]. In vielen Fällen wird dieses Krankheitsbild primär von Angiologen gesehen. In der Rheumatologie ist es jedoch auf jeden Fall wichtig, Kenntnisse darüber zu haben, da differenzialdiagnostisch immer auch eine möglicherweise zugrunde liegende entzündlich-rheumatische Erkrankung, vor allem eine Kollagenose, berücksichtigt werden muss (◘ Abb. 6.1).

Die Erstbeschreibung eines RS wurde von Maurice Raynaud vorgenommen [11, 27]. Er hatte 1862 eine durch Kälte induzierbare, schmerzhafte Durchblutungsstörung der Finger bei einer jungen Patientin beschrieben [8]. Innovativ war in dieser Schilderung die Erkenntnis, dass die Ursache des anfallsweise auftretenden Verschlusses der Fingerarterien ein „Mangel der Innervation der Kapillargefäße" darstellt.

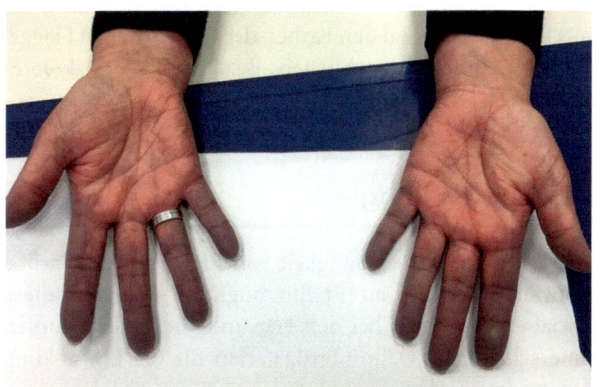

◘ **Abb. 6.1** Raynaud-Syndrom bei systemischer Sklerose. (Eigene Abbildung)

Per definitionem ist ein RS eine plötzliche, reversible, blasse Verfärbung einer akralen Struktur, welche insbesondere nach Kälteexposition oder emotionalem Stress auftreten kann. Die Symptomatik tritt anfallsweise auf [11].

Der klassische Anfall besteht aus 3 Phasen [23]:
- Erste Phase: Ischämie durch intermittierende Spasmen der Arterien im Bereich der Akren. Klinisch imponiert diese Phase durch eine Weißfärbung der betroffenen Region.
- Zweite Phase: [8] Eintreten einer Ischämie-bedingten Hypoxämie, welche sich klinisch in Form einer Zyanose mit livider Verfärbung manifestiert
- Dritte Phase: Es kommt zu einer reaktiven Vasodilatation mit daraus resultierender klinischer Hautrötung.

Die typische Abfolge dieser Hautverfärbungen (weiß, blau, rot) führte, analog zu den Farben der französischen Flagge, zu der dafür gebräuchlichen Bezeichnung „**Trikolore-Phänomen**".

6.1 Epidemiologie

Die Daten über die Häufigkeit von RS weisen eine große Schwankungsbreite auf [9]. Ein möglicher Grund für diese Variabilität ist, dass bei den zugrunde liegenden Studien unterschiedliche Definitionskriterien für die Erkrankung verwendet wurden.

So zeigt sich in verschiedenen Studien eine Häufigkeit von 2–16 % der Gesamtbevölkerung [30].

Es zeigen sich Zusammenhänge beim Vorliegen eines RS mit [23]:
- Kälteexposition
- Geschlecht (Frauen/Männer ca. 4,5:1)
- Familienanamnese

Wenn man strikte Kriterien zugrunde legt (akrale Ischämie, Taubheitsgefühl an den Fingern sowie mindestens 2 der 3 für einen klassischen Anfall beschriebenen Phasen), liegt die Prävalenz bei Frauen bei 2,9 %, bei Männern bei 0,5 %. Wenn man die Kriterien erweitert und nur eine der Anfallsphasen als Voraussetzung miteinschließt, erhöht sich die Prävalenz auf 21 % bei Frauen und 10,4 % bei Männern.

Im Rahmen der Framingham-Studie wurde neben vielen anderen Parametern auch darauf geschaut, wie häufig ein RS auftritt [23]. Hier zeigte sich eine entsprechende Symptomatik bei 9,8 % der Frauen und 8,1 % der Männer. Wenn man alle Raynaud-Patientinnen und -Patienten der Framingham-Studie weiter unterteilt, findet sich bei 81 % ein primäres RS, bei 19 % entsprechend eine sekundäre Form. Die sekundären RS waren (anders als die primären Formen) bei Männern und Frauen fast gleich häufig verteilt (18,6 % der Männer, 19,7 % der Frauen).

Betrachtet man die Patientinnen und Patienten mit primärem RS, so zeigt sich bei dieser Gruppe bei Erstmanifestation ein medianes Lebensalter von 14 Jahren [30]. Insgesamt handelt es sich um eine Symptomatik, welche vor allem jüngere Menschen betrifft. So entwickeln

73 % der Betroffenen ihre Beschwerden vor dem 40. Lebensjahr.

Eine genetische Prädisposition ist aufgrund der immer wieder zu beobachtenden familiären Häufung zu vermuten [9].

Auch primäre Formen eines RS gehen immer wieder mit anderen Erkrankungen einher, die ebenfalls durch einen Vasospasmus in der Pathogenese definiert sind [31]. Dazu gehören z. B. eine Migräne oder eine Prinzmetal-Angina.

6.2 Pathogenese

Die Hautdurchblutung spielt eine zentrale Rolle bei der Wärmeregulierung, welche dazu dient, dass die Körperkerntemperatur im Normalbereich gehalten wird [11]. Die Regelung dieser Durchblutung erfolgt über ein komplexes Netzwerk, bei dem endothelunabhängige und endothelabhängige Faktoren hineinspielen. Eine Rolle hierbei spielen periphere und zentrale neurogene Mechanismen sowie vom Endothel selbst abgegebene Mediatoren. Die Blutgefäße der Haut werden sowohl durch sympathische, noradrenerge als auch durch sympathische, cholinerge Nervenfasern innerviert.

Eine Vasokonstriktion der kutanen Gefäße vermindert den Wärmeverlust und kann so, z. B. bei Kälteexposition, ein Absinken der Körperkerntemperatur verhindern [11].

An den Fingern und Zehen finden sich zahlreiche arteriovenöse Anastomosen (AVAs), welche einen hohen und schnellen Blutfluss von Arteriolen zu Venen gewährleisten [5, 14, 1]. Damit kann auch ein nutritiver und für die Versorgung der Akren essenzieller Blutfluss von einem thermoregulatorischen Blutfluss abgekoppelt werden. Der nutritive Blutfluss macht ca. 10 % der gesamten Durchblutung an den Akren aus und bleibt bei gesunden Menschen auch bei vollständiger Unterbrechung des themoregulatorischen Blutflusses erhalten [8]. Damit wird gewährleistet, dass auch bei Kälteexposition primär keine Gewebeschädigung auftritt. Bei Vorliegen eines pRS wird häufig der thermoregulative Blutfluss pathologisch reduziert, die nutritive Perfusion bleibt gewährleistet. Bei einem sRS können strukturelle Veränderungen der Kapillaren auch die nutritive Durchblutung vermindern. Somit können als Folge akrale Schäden auftreten.

Die lokale Mikrozirkulation wird durch metabolische Faktoren beeinflusst [23]. Eine wesentliche Rolle spielt hierbei der O_2- bzw. der CO_2-Partialdruck. Eine Reduktion des Sauerstoffs im Blut oder eine Erhöhung des CO_2 führt zu einer Vasodilatation und infolgedessen zu einer verbesserten Perfusion des vorher hypoxischen Areals.

Der „Ruhetonus" der Kapillaren wird vor allem durch adrenerge Fasern aufrechterhalten [31, 10, 14]. Eine Vasokonstriktion der Arteriolen kann dadurch zustande kommen, dass über eine vermehrte Ausschüttung von Noradrenalin die alpha-Rezeptoren der glatten Gefäßmuskulatur aktiviert werden. Dies kann den Blutfluss durch die AVAs schnell und deutlich senken. Die arterielle Versorgung bleibt in der Regel jedoch unangetastet, sodass hypoxische Schäden vermieden werden. Es gibt Hinweise darauf, dass generell bei Patienten mit einem RS ein selektiver Anstieg von alpha-2-Adrenorezeptoren vorliegt. Dies würde die Neigung zu einer verstärkt auftretenden Vasokonstriktion erklären.

Mediatoren, welche zum Teil im Gefäß abgegeben werden und ebenfalls die Durchblutung der Kapillaren regeln, sind unter anderem vasoaktive Neuropeptide (z. B. Neuropeptid Y oder das Calcitonin-Gen-verwandte-Peptid = CGRP) [11]. Endotheline können in höheren Konzentrationen zu einer Gefäßdilatation führen. Bei geringeren Konzentrationen kann die gegenteilige Wirkung beobachtet werden, es kommt zu einer Gefäßkonstritkion.

Im Endothel wird auch der EDRF („Endothelium Derives Relaxing Factor") gebildet [23, 24]. Er entspricht biochemisch letztendlich dem Stickstoffmonoxid (NO) und stimuliert über eine Abnahme der intrazellulären Kalziumionenkonzentration eine Erniedrigung des Gefäßtonus. Die Folge ist eine Vasodilatation. Eine weitere Wirkung des EDRF ist eine Herabsetzung der Thrombozytenadhäsion mit daraus resultierender besserer Perfusion. Bei der Behandlung vom RS werden häufig Nitrate als Mittel der ersten Wahl zur Behandlung der Vasospasmen eingesetzt. Deren Wirksamkeit erklärt sich über die Umwandlung zu NO mit der daraus resultierenden erläuterten dilatativen Wirkung.

Es findet sich immer wieder eine familiäre Häufung der Anlage zum RS [11]. Bei fast der Hälfte der Patienten mit einem pRS zeigen sich ähnliche Beschwerden bei Verwandten 1. Grades. Eine mögliche Rolle hierbei spielen TRPV1-Rezeptoren. Diese beeinflussen nicht selektive Kationenkanäle und führen letztendlich zu einer Vasodilatation. Eine verminderte Funktion oder geringere Anlage dieser Rezeptoren kann die Entstehung eines RS begünstigen.

Vor allem beim pRS zeigt sich, dass es sich bei der Mehrzahl der Betroffenen (ca. 70%) um Frauen handelt. Es lässt allein sich daher vermuten, dass auch Östrogene eine große Rolle bei der Entstehung führen können [23]. Diese beeinflussen den Tonus der Gesäßmuskulatur und können damit an der Pathogenese beteiligt sein. [8] Dafür spricht auch ein deutlicher Unterschied bei der Prävalenz der Erkrankung prämenopausalen und postmenopausalen Frauen.

6.3 Primäres RS (pRS)/sekundäres RS (sRS)

Ein RS stellt primär keine eigenständige Diagnose dar [2, 31, 9]. Es handelt sich hier um einen Symptomenkomplex, dessen Ursache abgeklärt werden muss. Darum sollte beim Auftreten dieses Symptoms stets die Frage im Vordergrund stehen: Gibt es eine erklärbare Ursache für das vorliegende RS?

Generell wird ein RS in 2 Gruppen eingeteilt: primäres und sekundäres RS [11, 19].

Bei der primären Form handelt es sich um eine funktionelle Störung der Thermoregulation, bei der eine Hyperreaktion auf Temperaturunterschiede vorliegt [9]. Die primäre Form ist als idiopathisch einzustufen und weist auf keine zugrunde liegende Erkrankung hin. Dauerhafte Schäden sind bei Vorliegen eines primären RS nicht zu erwarten.

Ein pRS tritt klassischerweise bei jüngeren Menschen auf [23, 19]. Hauptmanifestationsalter ist zwischen dem 20. und 40. Lebensjahr. Am häufigsten betroffen sind die

Finger. Bei bis zu 40 % der Patienten treten Beschwerden jedoch auch in den Zehen auf. Klassischerweise liegt ein symmetrischer Befall der Symptomatik vor. Auslöser eines Anfalls sind häufig Kältereize oder emotionaler Stress.

Zu den diagnostischen Kriterien für ein pRS gehören [23]:

- Vasospastische Attacken, ausgelöst z. B. durch Kälte oder emotionalen Stress
- Symmetrische Attacken beider Hände
- Fehlen von Komplikationen wie Ulzerationen oder Nekrosen
- Kein Anhalt für eine sekundäre Erkrankung
- Kapillarmikroskopische Befunde (im Wesentlichen) unauffällig
- Keine richtungsweisenden laborchemischen Befunde

Im Gegensatz dazu stellt das sekundäre RS eine strukturelle Erkrankung dar, welche letztendlich die vaskuläre Reaktivität verändert [2]. In diesem Zusammenhang können ausgeprägte Vasospasmen auftreten, die zu einem Rückgang der arteriellen Durchblutung führen können. Daraus können in schweren Fällen konsekutive Schäden wie z. B. digitale Ulzerationen oder auch eine Gangrän auftreten (◘ Abb. 6.2).

Im Gegensatz zum pRS tritt eine sekundäre Form meist nach dem 40. Lebensjahr auf.

Eine ganze Reihe von Erkrankungen oder weiteren Störungen kann die Ursache dieser Mikroangiopathie sein (◘ Tab. 6.1).

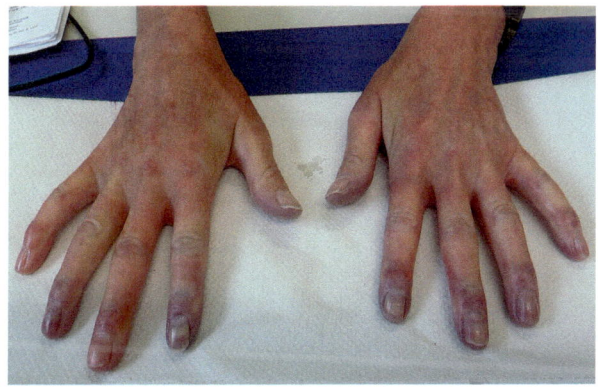

Abb. 6.2 sRS bei systemischem Lupus erythematodes. (Eigene Abbildung)

Tab. 6.1 Mögliche Ursachen eines sRS[23]

Kollagenosen	Systemische Sklerose (90 % der Pat.)/systemischer Lupus erythematodes (10–45 %), Sjögren-Syndrom (30 %), Dermatomyositis (20 %), rheumatoide Arthritis (10–20 %)
Vaskulitiden und weitere Gefäßkrankungen	M. Winiwarter-Buerger, Panarteriitis nodosa …
Vibrationsschäden	Thenar-Hypothenar-Hammer-Syndrom, vibrationsbedingtes vasospastisches Syndrom (Vv. S)

(Fortsetzung)

Tab. 6.1 (Fortsetzung)

Kollagenosen	Systemische Sklerose (90 % der Pat.)/systemischer Lupus erythematodes (10–45 %), Sjögren-Syndrom (30 %), Dermatomyositis (20 %), rheumatoide Arthritis (10–20 %)
Anatomische Ursachen	Halsrippen (Costo-clavicular- oder Scalenus-anterior-Syndrom)
Neurologische Störungen	Neuritiden, Syringomyelie, Nucleus pulposus Prolaps
Karpaltunnelsyndrom	
CRPS	
Periphere arterielle Embolien	
pAVK	
Medikamente	Betablocker, Chemotherapeutika (Bleomycin, Cisplatin …), Sympathomimetika, orale Kontrazeptiva, Interferon
Toxine	Drogen (Amphetamine, Nikotin, Kokain …), Motorkorneikeloide, Schwermetalle, Pilzgift, Vinyl Chlorid
Hämatologisch-onkologische Erkrankungen	Thrombozytose, Kälteagglutininsyndrom, Kryoglobulinämie, Paraproteinämie
Endokrine Störungen	Auftreten von Raynaud-Syndrom möglich bei Hypophysenstörungen, Schilddrüsenerkrankungen, genitaler Hypoplasie

Da ein sRS ein typisches Begleitsymptom einer Kollagenose darstellen kann, sollte man an eine solche Grunderkrankung vor allem daran denken, wenn klinisch oder in beiden durchgeführten Untersuchungen z. B. folgende Befunde vorliegen [23] (◘ Abb. 6.3):
- Handödem („Puffy Fingers")
- Akrosklerose
- Digitale Ulzerationen
- Teleangiektasien
- Arthralgien/Arthritiden
- Ösophagusmotilitätsstörungen, klinisch Dysphagie oder Reflux
- Kapillarmikroskopische Auffälligkeiten
- Antinukleäre Antikörper/Antisynthetase-Antikörper

◘ Abb. 6.3 Digitale Ulzeration bei systemischer Sklerose. (Eigene Abbildung)

Wenn Patienten sich erstmals mit den Symptomen eines RS vorstellen, empfiehlt es sich, folgende Untersuchungen durchzuführen [26]:
- (selbstverständlich) Ausführliche Anamnese und komplette klinisch-internistische Untersuchung
- Durchführung einer Kapillarmikroskopie
- Bestimmung von antinukleären Antikörpern

Antinukleäre Antikörper können bei bis zu 10 % der gesunden Bevölkerung zu finden sein [8]. Meist liegen dann niedrige Titer vor. Die Bestimmung dieses Laborwert ohne entsprechendes klinisches Bild, z. B. zur Durchführung von Screening-Untersuchungen, kann daher nicht empfohlen werden. Häufig wird man ansonsten diagnostisch fehlgeleitet.

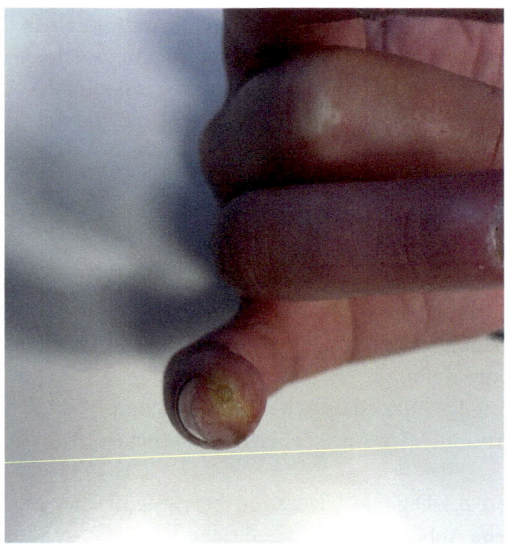

◘ Abb. 6.3

Kapillarmikroskopisch finden sich bei Kollagenosen, welche einem sRS zugrunde liegen können, häufig pathologische Veränderungen. Diese können z. B. im Rahmen einer systemischen Sklerose immer wieder eindeutig einem Krankheitsbild zugeordnet werden [29]. Da wir es mit einer nichtinvasiven, einfach durchzuführenden und auch von den technischen Anforderungen inzwischen recht problemlosen Untersuchung zu tun haben, kann man festhalten, dass dieses bereits seit Langem bekannte diagnostische Tool weiterhin eine der besten Techniken ist, um zwischen pRS und sRS unterscheiden zu können [7].

Während beim pRS klassischerweise keine höhergradigen Pathologika zu finden sind, zeigen sich bei dem Vorliegen einer sekundären Form z. B. im Rahmen von Kollagenosen häufig typische Muster [26, 13]. Auf diese wird in späteren Kapiteln bei der Beschreibung der einzelnen Krankheitsbilder genauer eingegangen werden.

Immer wieder wird berichtet, dass Patienten mit einem pRS keine pathologischen Kapillarmikroskopiebefunde aufweisen [17]. Dies ist nicht korrekt, da unspezifische Veränderungen auch bei Gesunden oder eben bei einem pRS festzustellen sind. Dazu gehören neben einer Verlangsamung des Blutflusses („Sludge") z. B. eine Dilatation des Kapillarenlumens, welche (in einer kleineren Studie) vereinzelt bei fast allen Probanden nachgewiesen werden konnten [4]. In der Regel handelt sich hier um leichtgradige Veränderungen.

Höhergradige Hinweise für eine Mikroangiopathie findet man gelegentlich auch bei Patienten, die sowohl klinisch als auch laborchemisch keine Hinweise für eine Kollagenose zeigen und somit eher als pRS eingesetzt werden können. In diesen Fällen empfiehlt es sich, die Patienten als „verdächtig auf ein mögliches sRS" („Suspected Secondary RS") einzuordnen und in engmaschigen Zeiträumen weiterzubeobachten (◘ Tab. 6.2, 6.3).

Tab. 6.2 Empfohlene weiterführende Diagnostik bei Raynaud-Symptomatik [26]

Als Routinediagnostik empfohlen	Kapillarmikroskopie Labor: antinukleäre Antikörper, Blutbild, Entzündungswerte
Zusätzlich sinnvoll	Labor: Leberwerte, Nierenwerte, Schilddrüsenwerte, Komplementfaktoren (C3, C4), Urinanalyse, Immunglobuline, Serumelektrophorese, CK, Antiphospholipidantikörper, Lipide Röntgenaufnahme des Thorax (Halsrippen?) Wenn vorhanden: thermografische Diagnostik oder Laserflussanalysen

Tab. 6.3 Differenzialdiagnose pRS/sRS [23]

	pRS	sRS
Assoziierte Grunderkrankung	Nein	Ja
Alter	<30 Jahre	>30 Jahre
Kapillarmikroskopie	Unauffällig	Zeichen einer Mikroangiopathie häufig
Autoantikörper	Nicht signifikant erhöht	Häufig signifikant erhöht
Struktureller Verschluss	Nein	Häufig
Konsekutive Schäden (Nekrosen, Gangrän …)	Nein	Möglich

6.4 Übergang vom primären zum sekundären RS

Einer der Hauptgründe für den Einsatz einer Kapillarmikroskopie ist die differenzialdiagnostische Fragestellung, ob es sich bei der vorliegenden Symptomatik um eine primäre oder eine sekundäre Form handelt. Eine weitere Frage, die sich automatisch damit stellt, ist, ob es Hinweise bei den untersuchten Patienten gibt, dass sich in absehbarer Zeit z. B. eine systemische Sklerose entwickelt.

Grundsätzlich gilt, dass bei allen Patienten mit einem RS neben einer Bestimmung der antinukleären Antikörper auch mindestens einmal eine Kapillarmikroskopie durchgeführt werden sollte [26, 21]. Dies gilt auch für die Patienten, bei denen sonst klinisch oder anamnestisch keine weiteren Zeichen einer Kollagenose zu finden sind [12]. Das Auftreten von Pathologien in der Kapillarmikroskopie hat einen höheren prädiktiven Wert als die Bestimmung der antinukleären Antikörper.

In späteren Kapiteln wird darauf hingewiesen werden, dass die deutlichsten Veränderungen der Mikrozirkulation sich bei Patienten mit einer systemischen Sklerose (SSc) finden. Dies trug auch dazu bei, dass im Jahre 2013 sowohl vom American College of Rheumatology (ACR) als auch der European League against Rheumatism (EULAR) diese Untersuchungsmethode in den Klassifikationskriterien der SSc mit aufgenommen wurde. Auch bei anderen Kollagenosen wie z. B. Dermatomyositis oder Antiphospholipid-Syndrom zeigen sich in der Kapillarmikroskopie charakteristische Veränderungen.

Bei vielen Patienten, die sich erstmals mit einem RS vorstellen, lassen sich bei der mikroskopischen Beurteilung der Kapillaren unspezifische Befunde feststellen [7, 31]. Diese können die Morphologie der Kapillaren betreffen oder es können z. B. Mikrohämorrhagien beobachtet werden. Allein aufgrund dieser noch nicht eindeutigen Befunde lässt sich in diesen Fällen jedoch keine klare Beurteilung über das Vorliegen einer Kollagenose abgeben. Man kann jedoch beobachten, dass sich bei Vorliegen eines RS mit unspezifischen Auffälligkeiten in der Kapillarmikroskopie und/oder ebenfalls häufig unspezifischen antinukleären Antikörpern in 15–20 % der Fälle innerhalb der nächsten zwei Jahre eine manifeste Kollagenose entwickelt (◘ Abb. 6.4, 6.5).

Erschwert wird die Beurteilung, dass sich auch bei gesunden Menschen kapillarmikroskopisch eine große Bandbreite an Variationen findet. Dazu gehören z. B. dilatierte oder elongierte Kapillaren, Hämorrhagien oder vereinzelt auftretende Neoangiogenesen [7]. Typischerweise sind bei Gesunden folgende Veränderungen nicht zu finden [17]:
- Avaskuläre Bezirke/Dichteminderungen
- Megakapillaren
- Multiple Hämorrhagien
- Gehäuft Zeichen einer Neoangiogenese
- Gehäuft Scheitelektasien oder weitere Strukturveränderungen an den Kapillarscheiteln

Um die Beurteilbarkeit der beobachteten Veränderungen zu erleichtern, wurden entsprechend den aktuellen EULAR-Kriterien die Kapillarmikroskopiebefunde in drei Gruppen eingeteilt (siehe vorherige Kapitel) [17]:
- Normalbefunde (mit vereinzelten Variationen)

Raynaud-Syndrom

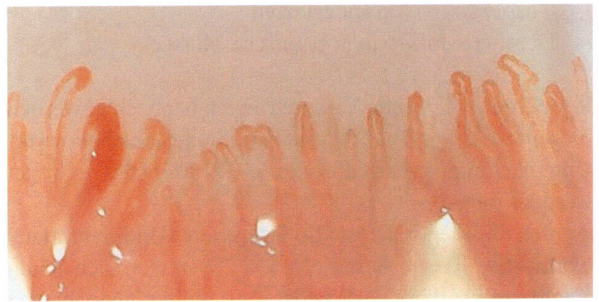

Abb. 6.4 Unspezifische kapillarmikroskopische Veränderungen (vorrangig Kaliberunregelmäßigkeiten, USB-Mikroskop) bei Erstvorstellung wegen RS. (Eigene Abbildung)

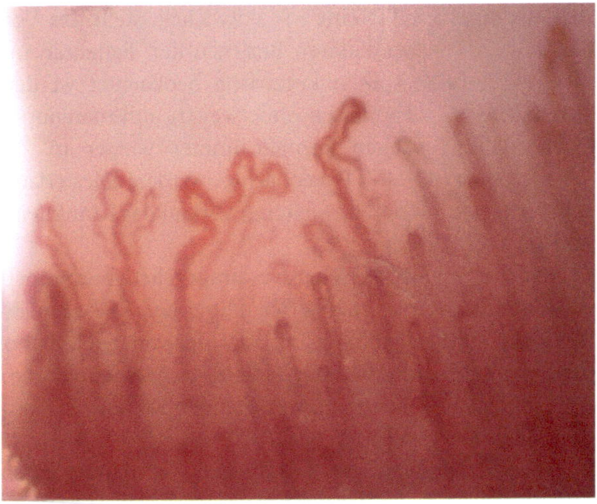

Abb. 6.5 Unspezifische kapillarmikroskopische Veränderungen (konkaver Scheitel, Kaliberunregelmäßigkeiten, Auflichtmikroskop) bei Erstvorstellung wegen RS. (Eigene Abbildung)

- Unspezifische Veränderungen
- Definierte mikroangiopathische Muster

Können unspezifische Veränderungen beobachtet werden, die anderweitig nicht erklärbar sind, sollte eine Follow-up-Untersuchung innerhalb von 6–12 Monaten erwogen werden.

Bei undifferenzierten Kollagenosen (Undifferentiated Connective Tissue Disease = UCTD) zeigen sich häufig Kapillarmikroskopienormalbefunde, häufig jedoch auch unspezifische Veränderungen [20, 16]. Somit kann man festhalten, dass z. B. in diesen Fällen normale kapillarmikroskopische Befunde eine Kollagenose nicht sicher ausschließen. Einen prädiktiven Wert für die Aussage, ob sich aus einer UCTD eine SSc entwickelt, stellt das Vorhandensein von avaskulären Bezirken dar. Patienten mit diesen Befunden sollten kurzfristig beobachtet werden. Vereinzelte Megakapillaren ohne weitere mikroangiopathische Veränderungen können immer wieder in Zusammenhang mit UCTD beobachtet werden. Dies erlaubt keine Aussage, ob sich im weiteren Verlauf das Krankheitsbild zu einer SSc entwickelt.

In vereinzelten Fällen kann es umgekehrt vorkommen, dass Patienten mit gesicherter klinischer SSc kapillarmikroskopisch unauffällig sind oder nur vereinzelt pathologische Befunde aufweisen (wie z. B. Megakapillaren). Dies unterstreicht, dass die vorliegenden Befunde stets im klinischen Kontext gesehen werden.

Beim Übergang zwischen Normalbefunden, unspezifischen Befunden und einem klassischen SSc-Pattern nach Cutolo lassen sich immer wieder Auffälligkeiten bei der Untersuchung beobachten. Häufig findet man eine

Dilatation der Kapillaren von mehr als 30 μm. Da oft eine Differenz von 4–5 μm zwischen den gemessenen Werten und dem tatsächlichen Durchmesser der Gefäße besteht, könnte es sich hier auch um (noch nicht erfasste) Megakapillaren handeln. Wenn diese Gefäßerweiterung gehäuft auftritt, spricht man vereinzelt auch von einer „Very Early Microangiopathy" oder einem „Prescleroderma Pattern". Auch diese Patienten sollten engmaschig (innerhalb von 3–6 Monaten) sowohl klinisch als auch laborchemisch und kapillarmikroskopisch nachuntersucht werden.

Auch bei Kollagenosen, wie z. B. einem systemischen Lupus erythematodes, einer Dermatomyositis, einer UCTD oder sogar bei einer rheumatoiden Arthritis, kann in der Kapillarmikroskope ein klassisches „Scleroderma Pattern" oder ein „Scleroderma like Pattern" gesehen werden. Das Letztere ist wieder als initialer Befund bei einem UCTD oder systemischen Lupus erythematodes zu beobachten.

6.5 Objektivierung des Schweregrades eines RS

Wenn man die Erkrankung genauer beurteilen oder einen möglichen Therapieerfolg objektivieren möchte, ist es erforderlich, die Anfälle möglichst objektiv darstellen und bewerten zu können [11]. Gerade diese gewünschte, objektive Messung des Schweregrades ist allerdings kompliziert, da z. B. viele „normale" physiologische Veränderungen (z. B. kältebedingte akrale Minderdurchblutungen) manchmal zu ähnlichen vaskulären Effekten führen können und häufig gerade bei der Therapiebeurteilung ein ausgeprägter Placeboeffekt zu beobachten ist.

In klinischen Studien, die sich mit dem RS beschäftigen, werden die Patienten und Patientinnen meist aufgefordert, ein Tagebuch zu führen, in dem sie Häufigkeit, Dauer und Schwere der einzelnen Attacken eintragen. Mit Scores wie z. B. dem Raynaud`s Condition Score kann dann über eine numerische Skala, welche von 0–10 reicht, eine entsprechende Quantifizierung erfolgen. Selbstverständlich sind diese Beobachtungen oft subjektiv gefärbt und im Einzelnen nicht objektiv nachvollziehbar.

Eine Beurteilung z. B. mit visuellen Analogskalen, wie sie in der Rheumatologie bei verschiedenen Scores (z. B. DAS 28 in Zusammenhang mit einer rheumatoiden Arthritis) verwendet wird, hat sich auf dem Gebiet der Mikroangiopathien nicht bewährt.

In einzelnen Studien wurde versucht, eine Objektivierung des Ausmaßes eines RS über eine Messung der Oberflächentemperatur oder der Gesamtdurchblutung zu erreichen. Hier wäre z. B. eine Thermografie über Infrarotmessungen, welche die Oberflächentemperatur darstellen, eine Möglichkeit. Eine weitere Untersuchungsmethode der Beurteilung von Mikroangiopathien sind Durchblutungsmessungen z. B. mit Laser-Speckle-Contrast-Analysen (LASCA). Für beide Methoden liegen jedoch noch nicht ausreichend Studienergebnisse vor, um eine Aussage über deren wirkliche Validität treffen zu können. Ein mögliches Hindernis für einen systematischen Einsatz ist hier auch sicherlich, dass die entsprechenden Geräte häufig einfach nicht zur Verfügung stehen.

Zusammengefasst kann gesagt werden, dass im Augenblick eine zufriedenstellende, objektive und allgemeingültige Messung des Schweregrades eines RS (noch) nicht zur Verfügung steht.

6.6 Funktionelle Angiopathien

Differenzialdiagnostisch von einem klassischen RS abzugrenzen sind sogenannte funktionelle Angiopathien [23]. Zu dieser Krankheitsgruppe gehören Durchblutungsstörungen, welche infolge einer veränderten Vasomotorik in Arteriolen, Kapillaren oder Venolen entstehen können.

Neben dem RS zählt man die Akrozyanose, die Erythromelalgie sowie die Livedo reticularis zu den funktionellen Angiopathien.

6.7 Akrozyanose

Das pathogenetische Korrelat der Erkrankung ist eine Dysregulation der Mikrozirkulation [3, 22]. Als Folge von lokalen, venös-kapillären vasomotorischen Störungen kommt es zu einer lividen rötlichen Verfärbung der Akren.

Eine Akrozyanose tritt meist als primäre und idiopathische Form auf. In seltenen Fällen ist die Erkrankung sekundär z. B. infolge einer Anorexia nervosa oder malignen Grunderkrankung. Häufig ist sie assoziiert mit Nikotinabusus oder der Einnahme von bestimmten Medikamenten (z. B. Interferon alpha oder trizyklische Antidepressiva).

Eine mögliche Ursache der Akrozyanose könnte die vermehrte Expression von Endothelin-1 darstellen. Diese führt zu einer Vasospastik.

Da infolge der Minderdurchblutung intravasal vermehrt ungesättigtes Hämoglobin auftritt, zeigt sich klinisch eine (schmerzlose) zyanotische Verfärbung der

Akren. In der Regel sind Hände und Füße betroffen (symmetrisches Erscheinungsbild). Es kann jedoch auch an Nase, Lippen, Ohren oder Mamillen zu dieser Symptomatik kommen. Eine typische (nicht spezifische!) klinische Erscheinung bei dieser Erkrankung ist das „Irisblendenphänomen": Nach Fingerdruck zeigt sich eine verlängerte Sichtbarkeit der Druckstelle auf der Haut. Der ischämische Bereich füllt sich nach dem Loslassen des Fingers nur langsam vom Rand her mit zyanotischem Blut.

Anders als bei einem klassischen RS sind die Beschwerden bei der Akrozyanose sowohl in kalter als auch in warmer Umgebung persistent. Begleitend können eine Cutis marmorata, eine Hyperhidrose oder ödematöse Schwellungen auftreten. In der kalten Jahreszeit finden sich bei Patienten mit Akrozyanose gehäuft Perniones.

Kapillarmikroskopisch können sich Auffälligkeiten zeigen. Immer wieder beobachtet man neben einem verminderten kapillären Fluss eine leichtgradige Dichteminderung oder einen vermehrten Durchmesser der arteriellen oder venösen Kapillaren. Die Kapillarmikroskopiebefunde sind jedoch im Vergleich z. B. zu einer systemischen Sklerose meist deutlich geringgradiger ausgeprägt.

6.8 Erythromelalgie

Das klinische Bild dieser Erkrankung zeichnet sich durch anfallsartige, schmerzhafte, symmetrisch auftretende Überwärmungen mit gleichzeitiger Rötung der Akren aus [3, 18, 25]. Im Gegensatz zu einem RS oder einer Akrozyanose ist der Auslöser dieser Anfälle jedoch nicht Kälte, sondern Hitze.

Ähnlich wie bei einem RS unterscheidet man zwischen einer primären einer sekundären Form. Die sekundäre Erythromelalgie kann Folge von verschiedenen Erkrankungen sein. Dazu gehören unter anderem:
- Hämatologische Erkrankungen (z. B. Thrombozythämie oder Polycythaemia vera)
- Diabetes mellitus
- Periphere Neuropathien
- Entzündlich-rheumatische Erkrankungen (z. B. systemischer Lupus erythematodes oder rheumatoide Arthritis)

Pathogenetisch wird von einer Dysfunktion der arteriovenösen Anastomosen (AVA) ausgegangen.

Klinisch findet sich eine anfallsweise auftretende Hyperämie der Extremitäten, wobei die Füße und Unterschenkel häufiger als die Hände betroffen sind. Diese Hyperämie tritt häufig in Kombination auf mit einer Rötung, Schwellung, brennenden Schmerzen, einer vermehrten Berührungsempfindlichkeit sowie einer Hyperhidrosis. Die Dauer der Anfälle kann von Minuten bis zu mehreren Stunden anhalten. Anders als bei einem RS zeigt sich hier kein klassisches Trikolore-Phänomen. Der Verlauf ist meist chronisch, zum Teil auch progressiv.

6.9 Livedo reticularis

Diese Störung geht auf eine funktionelle Alteration der Mikrozirkulation zurück [3].

Klinisch findet man häufig livid-rötliche netzartige Hautzeichnung. Dabei lassen sich oft nahezu kreisförmige Segmente beobachten, welche immer wieder auch als geschlossener Kreis imponieren.

Die Ursache einer Livedo reticularis ist eine Strömungsverlangsamung mit daraus resultierender Hypoxygenierung des Blutes in der betroffenen Region.

Häufig handelt es sich um eine rein funktionelle Störung, in seltenen Fällen können Viskositätserhöhungen des Blutes wie z. B. eine Polyglobulie oder eine Kryoglobulinämie zugrunde liegende Erkrankungen sein. Auch zentrale Innervationsstörungen können zu einer Livedo reticularis führen.

6.10 Therapie eines RS

Grundsätzlich ist zu sagen, dass bei einer sekundären Form des RS selbstverständlich eine mögliche Grunderkrankung behandelt werden muss. Bei den meisten Patienten, die sich rheumatologisch mit diesen Symptomen vorstellen, ist eine Kollagenose das ursächlich verantwortliche Krankheitsbild [11, 2]. Ob die Behandlung der jeweiligen Kollagenose mit den entsprechenden DMARDS oder weiteren entzündungshemmenden Medikamenten tatsächlich einen Einfluss auf die Ausprägung des RS hat, kann leider nicht genau gesagt werden. Ohne Zweifel sollte immer eine entzündliche Vaskulopathie, die begleitend bei Kollagenosen auftreten kann, zur Vermeidung von Komplikationen adäquat behandelt werden.

6.11 Nicht medikamentöse Behandlung des RS

Naheliegend zur Vermeidung von Anfällen sind konservative Methoden wie z. B. das Vermeiden von Kälte oder das Tragen warmer Kleidung [15]. Ein Absinken der Körperkerntemperatur sollte nach Möglichkeit vermieden werden [26]. Auch eine Nikotinkarenz hat einen positiven Einfluss auf die Anfallshäufigkeit und die Schwere der Attacken.

Lokale Maßnahmen wie z. B. repetitive CO_2-Bäder oder Paraffinbäder können ebenfalls die Häufigkeit der Symptome reduzieren.

6.12 Medikamentöse Behandlung bei unkompliziertem RS

Als unkompliziertes RS ist die Form einzuschätzen, welche keine Komplikationen wie digitale Ulzerationen oder kritische Ischämien zur Folge hat [15]. Dazu gehören fast alle Patienten mit pRS, hingegen sich bei einem sRS häufig Verläufe ohne kritische Ischämien zeigen.

Medikamente der ersten Wahl sind Calciumkanalantagonisten. Empfohlen wird der Beginn mit einer niedrigen Dosis und eine allmähliche Steigerung entsprechend der jeweiligen Verträglichkeit [26]. Möglich wäre z. B. der Einsatz von Amlodipin initial mit 5 mg täglich. Bei guter Verträglichkeit kann nach 1–2 Wochen auf 10 mg/Tag gesteigert werden. Eine klinische Kontrolle der Therapie empfiehlt sich dann nach ca. 2–6 Wochen.

Auch der Einsatz von PDE5-Inhibitoren wie z. B. Sildenafil kann zu einer signifikanten Verbesserung der Beschwerden führen [28]. PDE5-Inhibitoren können entweder zusätzlich mit Calciumantagonisten oder (z. B. dann, wenn diese Präparate nicht vertragen werden oder deren Einsatz keine Wirksamkeit zeigt) als Off-Label-Therapieversuch verwendet werden. Da nach den aktuellen Studienergebnissen die Wirksamkeit der PDE5-Inhibitoren geringer als die der Calciumantagonisten ist, sollten diese Präparate nicht als Mittel der ersten Wahl eingesetzt werden.

Eine Vielzahl von weiteren Substanzen wird zur Behandlung eines RS eingesetzt. Dazu gehören z. B. Angiotensin-2-Rezeptorantagonisten, Alphablocker oder ACE-Hemmer. Die aktuellen Studiendaten geben zurzeit noch keine ausreichende Evidenz über eine tatsächliche Wirksamkeit dieser Präparate.

Auch eine Lokaltherapie der betroffenen Region z. B. mit nitrathaltigen Salben wird immer wieder durchgeführt. Auch hier ermangelt es für eine weitere Beurteilung einer klinischen Evidenz.

In den aktuellen EULAR-Empfehlungen zur Behandlung der systemischen Sklerose wird Fluoxetin, ein selektiver Serotonin-Re-Uptake-Hemmer, als Behandlungsmöglichkeit erwähnt [6, 15]. Auch für diese Substanz gibt es nur geringgradige Evidenz, allerdings hat Fluoxetin den Vorteil, dass die Nebenwirkungen einer Vasodilatation, wie sie bei Calciumantagonisten oder PDE-5-Hemmern typischerweise auftreten können, hier nicht vorhanden sind. Es wird empfohlen, Fluoxetin z. B. bei den

Patienten zu erwägen, bei denen ein RS in Zusammenhang mit psychischen Alterationen auftritt.

Wie bei vielen anderen chronischen Krankheitsbildern versuchen die Patienten immer wieder auch alternative Heilmethoden [26]. Für keine Therapien gibt es evidente Daten, welche zu einer Empfehlung führen könnten. Da jedoch alle Heilmethoden zu Interaktionen mit bereits bestehenden Therapien führen können, empfiehlt es sich auf jeden Fall, direkt nach solchen Behandlungen zu fragen.

6.13 Medikamentöse Behandlung bei kompliziertem RS

Von einem komplizierten RS spricht man dann, wenn es durch die Minderperfusion zu klinischen Zeichen einer Ischämie wie z. B. Nekrosen oder Gangrän kommt. Per definitionem gehört klassischerweise das primäre RS nicht zu diesen Erkrankungen. Selbstverständlich sollte bei Auftreten von Ischämiezeichen stets auch eine Makroangiopathie wie z. B. eine pAVK ausgeschlossen werden.

Eine mögliche Behandlungsoption bei einem komplizierten RS ist die Gabe von intravenösem Prostavasin. Hierbei wurde nachgewiesen, dass sowohl die Frequenz als auch die Schwere der Schübe deutlich gesenkt werden konnten. Digitale Ulzerationen können unter der entsprechenden Behandlung zurückgehen. Die höchste Wirksamkeit bei der Behandlung eines RS in Zusammenhang mit einer systemischen Sklerose konnte für diese Medikamentengruppe nachgewiesen werden.

Im Gegensatz zu den intravenösen Prostanoiden zeigt sich für den Einsatz von oralem Prostavasin aufgrund der aktuellen Studienlage keine ausreichende Wirksamkeit.

Ergänzend oder auch als Monotherapie kann auch bei kompliziertem RS eine Therapie mit PDE5-Inhibitoren wie Sildenafil versucht und mit Erfolg eingesetzt werden.

Sobald in Zusammenhang mit einer systemischen Sklerose digitale Ulzerationen beobachtet werden, sind Endothelienrezeptorantagonisten wie Bosentan offiziell zugelassen. Bei dieser Substanzgruppe kann eine Besserung des RS sowie ein Rückgang bzw. eine Prophylaxe von digitalen Ulzerationen festgestellt werden.

Selbstverständlich sollten bei Ischämiezeichen abhängig vom klinischen Bild auch eine entsprechende Schmerzbehandlung und/oder bei Anzeichen für eine begleitende Infektion eine antibiotische Behandlung erfolgen.

Auch wenn es klinisch keine klare Evidenz für den Einsatz von Thrombozytenaggregationshemmern bei kompliziertem RS gibt, werden diese doch immer wieder mit dem Ziel einer Perfusionsverbesserung eingesetzt.

Weitere immer wieder verwendete pharmakologische Therapien, für die aufgrund der aktuellen Studienlage (noch) keine eindeutige Empfehlung ausgesprochen werden kann, sind Statine, Langzeittherapien mit oralen Prostanoiden oder die bereits erwähnte Lokaltherapie mit Nitraten.

Sicherlich ein Mittel der entfernteren Wahl sind bei weit fortgeschrittenen Erkrankungen mit entsprechenden klinischen Komplikationen eine chirurgische Intervention (z. B. eine digitale Sympathektomie) oder der Einsatz von Botulinumtoxin.

- **Zusammenfassung**

Eine der Hauptindikationen für die Durchführung einer Kapillarmikroskopie ist die Differenzialdiagnose zwischen primärem und sekundärem Raynaud-Syndrom. Bei einem primären Raynaud-Syndrom handelt es sich um eine funktionelle Störung der Gefäße, bei einer sekundären Form um eine strukturelle Störung. Therapeutisch können neben Lokalmaßnahmen in beiden Fällen auch systemisch wirksame vasodilatatorische Substanzen eingesetzt werden.

Literatur

1. Alba BK, Castellani JW, Charkoudian N (2019) Cold-induced cutaneous vasoconstriction in humans: function, dysfunction and the distinctly counterproductive. Exp Physiol 104:1202e14
2. Belch J, Carlizza A, Carpentier PH et al (2017) ESVM guidelines – the diagnosis and management of Raynaud's phenomenon. Vasa 46(6):413–423
3. Braun-Falco O, Plewig G, Wolff H, Burgdorf WH, Landthaler M (Hrsg) (2005) Fuunktionelle Angiopathien. dermatologie und Venerologie. Springer, Heidelberg, S 771–778
4. Bukhari M, Herrick AL, Moore T, Manning J, Jayson MIV (1996) Increased nailfold capillary dimensions in primary Raynaud's phenomenon and systemic sclerosis. Rheumatology (Oxford) 35(11):1127–1131
5. Charkoudian N (2003) Skin blood flow in adult human thermoregulation: how it works, when it does not, and why. Mayo Clin Proc 78:603e12
6. Coliero B, Marshall SE, Denton CP et al (2001) Treatment of Raynaud`s phenomenon with the selective serotonin reuptake inhibitor fluoxetine. Rheumatology (Oxford) 40:1038–1043
7. Cutolo M, Grassi W, Matucci CM (2003) Raynaud's phenomenon and the role of capillaroscopy. Arthritis Rheum 48(11):3023–3030

8. Drerup C, Maier A, Ehrchen J (2019) Raynaud-Phänomen – praktisches Management. Z Rheumatol 78:967–978
9. Garner R, Kumari R, Lanyon P et al (2015) Prevalence, risk factors and associations of primary Raynaud`s phenomenon: systematic review and meta-analysis of observational studies. BMJ Open 5:e006389
10. Gosk-Bierska I, Misterska-Skora M, Wasilewska M et al (2018) Analysis of peripheral nerve and autonomic nervous system function and the stage of microangiopathy in patients with secondary Raynaud's phenomenon in the course of connective tissue diseases. Adv Clin Exp Med 27:1587e92
11. Herrick A, Wigley FM (2020) Raynaud`s phenomenon. Best Pract Clin Rheumatol 34(1):101474
12. Herrick AL, Murray A (2018) The role of capillaroscopy and thermography in the assessment and management of Raynaud's phenomenon. Autoimmun Rev 17:465e72
13. Ingegnoli F, Gualtierotti R, Lubatti C et al (2013) Nailfold capillary patterns in healthy subjects: a real issue in capillaroscopy. Microvasc Res 90:90–95
14. Johnson JM, Minson CT, Kellogg DL Jr (2014) Cutaneous vasodilator and vasoconstrictor mechanisms in temperature regulation. Comp Physiol 4:33e89
15. Kowal-Bielecka O, Fransen J, Avouc J et al (2017) Update of EULAR recommendations for the treatment of systemic sclerosis. Ann Rheum Dis 76:1327–1339
16. Lambova SN (2020) Scleroderma-like pattern in various rheumatic diseases. J Rheumatol 47(6):942.1
17. Lambova SN (2024) The value of nailfold capillaroscopy in the classification and differential diagnosis of Raynaud's phenomonen in Rheumatology. Curr Rheumatol Rev 20(2):108–114
18. Layzer RB (2001) Hot feet: Erythromelalgia and related disorders. J Child Neurol 16:199–202
19. LeRoy EC, Medsger TA Jr (1992) Raynaud's phenomenon: A proposal for classification. Clin Exp Rheumatol 10(5):485–488
20. Maricq HR, LeRoy CE (1973) Patterns of finger capillary abnormalities in connective tissue disease by "wide-field" microscopy. Arthritis Rheum 16(5):619–628

21. Maricq HR, LeRoy EC, D'Angelo WA et al (1980) Diagnostic potential of in vivo capillary microscopy in scleroderma and related disorders. Arthritis Rheum 23(2):183–189
22. Monticone G, Colonna L, Palermi G, Bono R, Puddu P (2000) Quantiative nailfold cpillary microscopy findings in patients with acrocyanosis compared with patients having systemic sclerosis and control subjects. J Am Acad Dermatol 42:787–790
23. Müller-Ladner U (Hrsg) (2006) Raynaud-Syndrom und akrale Ischämiesyndrome, 1. Aufl. UNI-MED Verlag AG, Bremen-London-Boston
24. Munir S, Freidin MB, Brain S, Williams FMK (2018) Association of Raynaud's phenomenon with a polymorphism in the NOS1 gene. PLoS One 13:e0196279
25. Norton IV, Zager E, Grady JF (1999) Erythromelalgia: diagnosis and classification. J Foot Ankle Surg 38:238–341
26. Ramahi A, Hughes M, Khanna D (2022) Practical Management of Raynaud's Phenomenon – a primer for practising physicians. Curr Opin Rheumatol 34(4):235–244
27. De Raynaud M (1862) De l'asphyxie locale et de la gangrene sym_etrique des extremites. L. Leclerc, Paris
28. Roustit M, Blaise S, Allanore Y et al (2013) Phosphodiesterase-5-inhibitors for the treatment of secondary Raynaud`s phenomenon: systematic review and meta-anaylisis of randomised trials. Ann Rheum Dis 72:1696–1699
29. Smith V, Herrick AL, Ingegnoli F et al (2020) Standardisation of nailfold capillaroscopy for the assessment of patients with Raynaud's phenomenon and systemic sclerosis. Autoimmun Rev 19(3):102458
30. Spencer-Green G (1998) Outcomes in primary Raynaud phenomenon: A meta-analysis of the frequency, rates, and predictors of transition to secondary diseases. Arch Intern Med 158(6):595–600. (FFJ)
31. Wigley FM, Flavahan NA (2016) Raynaud`s phenomenon. N Engl J Med 375:556–565

Nagelfalzkapillarmikroskopie in der systemischen Sklerose (SSc)

K. Triantafyllias

Inhaltsverzeichnis

7.1 Einleitung SSc – 107

7.2 Historie – 108

7.3 Kapillarmikroskopische Muster bei SSc – 108

7.4 Mikroblutungen und ihre Bedeutung – 111

© Der/die Autor(en), exklusiv lizenziert an Springer-Verlag GmbH, DE, ein Teil von Springer Nature 2025
W. Hermann, O. Sander (Hrsg.), *Pocket Guide Kapillarmikroskopie*, https://doi.org/10.1007/978-3-662-71364-8_7

7.5	Assoziationen mit der Krankheitsschwere – 111
7.6	NVC und Organbeteiligung bei SSc – 112
	Literatur – 112

7.1 Einleitung SSc

Die systemische Sklerose (SSc) ist eine Kollagenose, die durch Fibrose und vaskuläre Auffälligkeiten gekennzeichnet ist. Die Rolle der Mikroangiopathie in der SSc ist entscheidend für die Entstehung zahlreicher Komplikationen wie dem Raynaud-Syndrom, Finger-/Zehenulzera, Teleangiektasien, pulmonal-arterieller Hypertonie (PAH) und einer hypertensiven renalen Krise [1]. Unter den Verfahren zur Beurteilung der mikrovaskulären Veränderungen hat sich die Nagelfalzkapillarmikroskopie (NVC) als nichtinvasive, kostengünstige und zuverlässige Methode bei der SSc etabliert.

Die SSc gehört zu den Erkrankungen mit den umfangreichsten kapillarmikroskopischen Daten. Bestimmte kapillarmikroskopische Auffälligkeiten, wie Ektasien und Megakapillaren, korrelieren sowohl mit dem Vorhandensein als auch mit der Schwere einer PAH [2, 3]. Studien haben gezeigt, dass diese kapillarmikroskopischen Veränderungen in ihrer diagnostischen Bedeutung vergleichbar mit antinukleären Antikörpern (ANA) sind, einem der wichtigsten Biomarker in der Diagnostik der SSc [4]. Indikativ für die hohe diagnostische Wertigkeit der Kapillarveränderungen ist die Tatsache, dass sie in den aktuell gültigen SSc-Klassifikationskriterien berücksichtigt werden [5].

7.2 Historie

Die erste moderne Beschreibung von mikrovaskulären Veränderungen bei SSc erfolgte 1980 durch Maricq et al., die das sogenannte „Scleroderma-Type-Kapillarmikroskopiemuster" beschrieben haben [6]. Diese Arbeiten legten den Grundstein für spätere Entwicklungen, darunter die präzisere Klassifikation, die 2020 von Cutolo et al. vorgestellt wurde [7, 8].

7.3 Kapillarmikroskopische Muster bei SSc

Cutolo et al. differenzierten die NVC-Muster bei SSc, die heute in der klinischen Praxis und in Forschungsstudien weit verbreitet sind [8]. Diese Muster werden in früh, aktiv und spät unterteilt und spiegeln unterschiedliche Stadien der mikrovaskulären Schädigung wider:

1. **Frühes Muster (◘ Abb. 7.1):**
   - Einige ektatische Kapillaren und Mikroblutungen bei noch relativ gut erhaltener Kapillardichte
   - In einigen Fällen Megakapillaren (Kapillardurchmesser >50 μm)
2. **Aktives Muster (◘ Abb. 7.2):**
   - Vermehrtes Auftreten von Megakapillaren und gehäuft Mikroblutungen
   - Leichter Kapillarverlust sowie vereinzelt leicht verzweigte Kapillaren

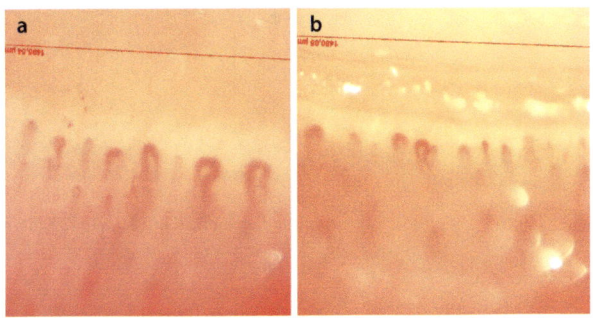

Abb. 7.1 a, b Frühes SSc-Muster: ektatische Kapillaren, erhaltene Dichte, Ödembildung. (Bilder: K. Triantafyllias)

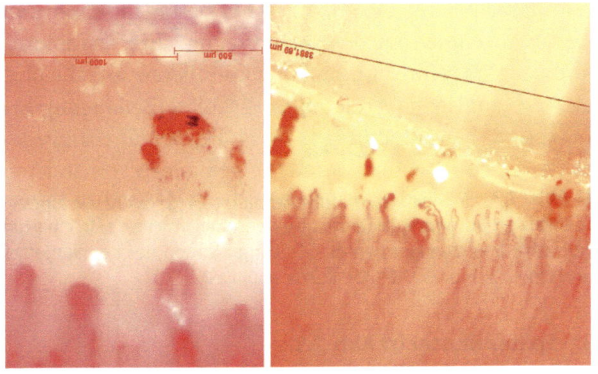

Abb. 7.2 Aktives SSc-Muster: ektatische Kapillaren bzw. Megakapillaren, Ödembildung, Mikroblutungen, reduzierte Dichte. (Bilder: K. Triantafyllias)

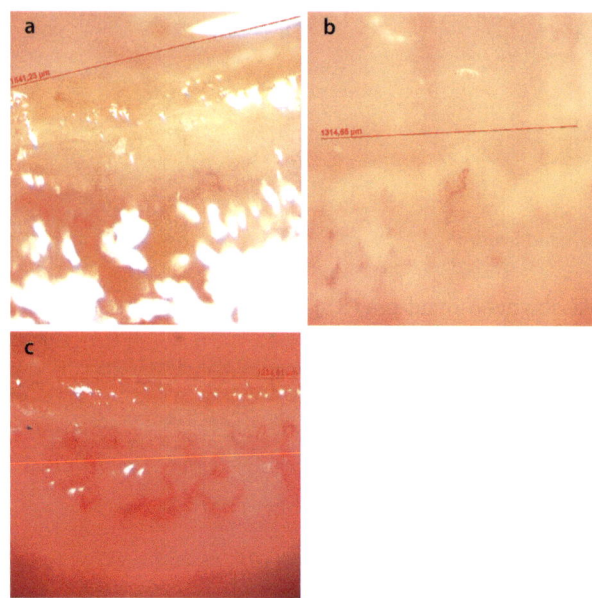

Abb. 7.3 Kapillarmikroskopische Befunde passend zu spätem SSc-Muster: ausgeprägte Reduktion der Kapillardichte. **a**, **b**, **c** bis hin zu Narbe, **a** Verzweigungen, **b**, **c** Desorganisation des Kapillarbettes und Ödem **a**, **b** und **c**. (Bilder: K. Triantafyllias)

3. **Spätes Muster** (◘ Abb. 7.3):
   - In der Regel ausgeprägter Kapillarverlust, begleitet von großflächigen avaskulären Arealen
   - Keine oder wenige Megakapillaren
   - Stark desorganisiert erscheinendes Kapillarnetzwerk
   - Verzweigte Kapillaren oder Büschelkapillaren (Neoangiogenese)

7.4 Mikroblutungen und ihre Bedeutung

Mikroblutungen sind charakteristisch für das frühe und vor allem das aktive SSc-Muster und können mit frühen vaskulären Schäden im Rahmen der Grunderkrankung assoziieren [9]. Es ist jedoch wichtig zu beachten, dass Mikroblutungen auch bei anderen Kollagenosen, Vaskulitiden und durch mechanische Manipulation der Finger auftreten können. Trotzdem sind Mikroblutungen ein Hauptmerkmal des aktiven SSc-Musters und sind ein nützlicher Marker für die Krankheitsaktivität.

7.5 Assoziationen mit der Krankheitsschwere

Das aktive und späte Muster ist in der Regel mit einer moderaten bis schweren Krankheitsausprägung assoziiert [10]. Das späte Muster ist besonders mit fortgeschrittenen vaskulären Schäden verbunden, die zu einer deutlichen Perfusionsstörung im Vergleich zu Patientinnen und Patienten mit frühem oder aktivem Muster führen können [11]. Darüber hinaus scheint das späte Muster stärker mit der Entwicklung von Fingerkuppenulzera im Vergleich zu frühem und aktivem Muster zu korrelieren [12, 13]. Smith et al. konnten zeigen, dass eine Verschlechterung des kapillarmikroskopischen Musters prädiktiv für eine schwere Organbeteiligung ist [12].

7.6 NVC und Organbeteiligung bei SSc

Kapillarmikroskopische Veränderungen, insbesondere im späten Muster, sind mit einer höheren Prävalenz von Ösophagus- und Lungenbeteiligung in der SSc assoziiert. Studien wie die von Claverie et al. belegen, dass Patientinnen und Patienten mit einem späten Muster im NVC häufiger Organbeteiligungen, einschließlich pulmonaler und gastrointestinaler Manifestationen, entwickeln [14]. Ein SSc-Pattern ist darüber hinaus mit dem Vorhandensein einer interstitiellen Lungenerkrankung (ILD), einer Reduktion der Kohlenmonoxid- (CO)-Diffusionskapazität und mit systolischem pulmonal-arteriellen Druck in einer großen SSc-Kohorte aus Leiden, Holland [15], assoziiert. Auch Daten aus der EULAR-Scleroderma-Trials-and-Research-Group (EUSTAR)-Datenbank untermauern diese Daten [13]. Diese Ergebnisse unterstreichen den diagnostischen und prädiktiven Wert der Kapillarmikroskopie bei der SSc für die Einschätzung eines Progresses der Organmanifestation sowie zur Bewertung einer kardiopulmonalen Beteiligung [16].

Literatur

1. Saygin D, Highland KB, Tonelli AR (2019) Microvascular involvement in systemic sclerosis and systemic lupus erythematosus. Microcirculation 26(3):e12440
2. Minopoulou I, Theodorakopoulou M, Boutou A, Arvanitaki A, Pitsiou G, Doumas M et al (2021) Nailfold Capillaroscopy in Systemic Sclerosis Patients with and without Pulmonary Arterial Hypertension: A Systematic Review and Meta-Analysis. J Clin Med 10(7):1528

3. Caramaschi P, Canestrini S, Martinelli N, Volpe A, Pieropan S, Ferrari M et al (2007) Scleroderma patients nailfold videocapillaroscopic patterns are associated with disease subset and disease severity. Rheumatology (Oxford) 46(10):1566–1569
4. Ingegnoli F, Boracchi P, Gualtierotti R, Biganzoli EM, Zeni S, Lubatti C et al (2010) Improving outcome prediction of systemic sclerosis from isolated Raynaud's phenomenon: role of autoantibodies and nail-fold capillaroscopy. Rheumatology (Oxford) 49(4):797–805
5. van den Hoogen F, Khanna D, Fransen J, Johnson SR, Baron M, Tyndall A et al (2013) 2013 classification criteria for systemic sclerosis: an American College of Rheumatology/European League against Rheumatism collaborative initiative. Arthritis Rheum 65(11):2737–2747
6. Maricq HR (1981) Wide-field capillary microscopy. Arthritis Rheum 24(9):1159–1165
7. Geyer M, Vasile M, Hermann W (2014) Nailfold capillaroscopy. Z Rheumatol 73(2):149–60; quiz 61–2
8. Cutolo M, Sulli A, Pizzorni C, Accardo S (2000) Nailfold videocapillaroscopy assessment of microvascular damage in systemic sclerosis. J Rheumatol 27(1):155–160
9. Ruaro B, Sulli A, Smith V, Pizzorni C, Paolino S, Alessandri E et al (2017) Microvascular damage evaluation in systemic sclerosis: the role of nailfold videocapillaroscopy and laser techniques. Reumatismo 69(4):147–155
10. Arana-Ruiz JC, Silveira LH, Castillo-Martinez D, Amezcua-Guerra LM (2016) Assessment of nailfold capillaries with a handheld dermatoscope may discriminate the extent of organ involvement in patients with systemic sclerosis. Clin Rheumatol 35(2):479–482
11. Cutolo M, Ferrone C, Pizzorni C, Soldano S, Seriolo B, Sulli A (2010) Peripheral blood perfusion correlates with microvascular abnormalities in systemic sclerosis: a laser-Doppler and nailfold videocapillaroscopy study. J Rheumatol 37(6):1174–1180
12. Smith V, Decuman S, Sulli A, Bonroy C, Piettte Y, Deschepper E et al (2012) Do worsening scleroderma capillaroscopic patterns predict future severe organ involvement? a pilot study. Ann Rheum Dis 71(10):1636–1639

13. Ingegnoli F, Ardoino I, Boracchi P, Cutolo M, EUSTAR co-authors (2013) Nailfold capillaroscopy in systemic sclerosis: data from the EULAR scleroderma trials and research (EUSTAR) database. Microvasc Res 89:122–128
14. Claverie L, Knobel E, Takashima L, Techera L, Oliver M, Gonzalez P, Romanini F, Fonseca M, Mamani M (2013) Organ involvement in Argentinian systemic sclerosis patients with late pattern as compared to patients with early/active pattern by nailfold capillaroscopy. Clin Rheumatol 32(6): 839–843, 2013. https://doi.org/10.1007/s10067-013-2204-8
15. Markusse IM, Meijs J, de Boer B, Bakker JA, Schippers HPC, Schouffoer AA et al (2017) Predicting cardiopulmonary involvement in patients with systemic sclerosis: complementary value of nailfold videocapillaroscopy patterns and disease-specific autoantibodies. Rheumatology (Oxford) 56(7):1081–1088
16. Loganathan A et al (2024) Agreement between local and central anti-synthetase antibodies detection: results from the Classification Criteria of Anti-Synthetase Syndrome project biobank. Clin Exp Rheumatol 42(2):277–287

Weitere Kollagenosen

R. Hasseli-Fräbel

Inhaltsverzeichnis

8.1 Einleitung – 117

8.2 Systemischer Lupus erythematodes – 117

8.3 Mischkollagenose (MCTD) – 119

8.4 Dermatomyositis (DM) – 121

8.5 Sjögren-Syndrom (SjS) – 122

© Der/die Autor(en), exklusiv lizenziert an Springer-Verlag GmbH, DE, ein Teil von Springer Nature 2025
W. Hermann, O. Sander (Hrsg.), *Pocket Guide Kapillarmikroskopie*,
https://doi.org/10.1007/978-3-662-71364-8_8

8.6 Undifferenzierte Kollagenose (UCTD) – 124

Literatur – 125

8.1 Einleitung

Kollagenosen (Connective Tissue Diseases, CTD) sind eine Gruppe von heterogenen immunvermittelten Erkrankungen, die verschiedene Organe und Gewebe im Körper betreffen können [1]. Zu den weiteren CTDs gehören die undifferenzierte Kollagenose (UCTD), Mischkollagenose (MCTD), Dermatomyositis (DM), systemischer Lupus erythematodes (SLE) und das Sjögren-Syndrom (SjS).

Die Symptome und Organmanifestationen von CTDs sind vielfältig und können sehr variieren. Das Raynaud-Syndrom ist jedoch bei all diesen Erkrankungen eine häufige klinische Manifestation. Eine interstitielle Lungenerkrankung (ILD) tritt bei etwa 15 % im Rahmen einer zugrunde liegenden CTD auf und ist oft ein Hauptfaktor für eine erhöhte Mortalität bei CTD-Patienten.

8.2 Systemischer Lupus erythematodes

Beim SLE sind hauptsächlich unspezifische Veränderungen in der Kapillarmikroskopie nachweisbar [2–6]. Diese umfassen unter anderem Torquierungen, Mikrohämorrhagien, Kapillarerweiterungen und Scheitelektasien (◘ Abb. 8.1). Ein SSc-Pattern oder Megakapillaren werden bei SLE selten beobachtet, jedoch sind häufiger beispielsweise bei Nachweis von U1-Ribonukleoprotein (U1RNP)-Antikörper beschrieben [6]. Der Nachweis von SSc-like pattern deutet auf einen Phänotyp des SLE hin, der auch Aspekte einer SSc aufweisen kann [7].

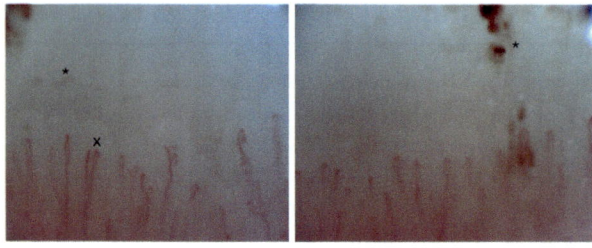

Abb. 8.1 Kapillarmikroskopische Bilder bei systemischen Lupus erythematodes. Kapillaren mit Torquierungen (X) und multiplen Mikrohämorrhagien (*) bei normaler Kapillardichte. (Bilder R. Hasseli-Fräbel)

Auch die Krankheitsaktivität kann sich in Änderungen der Kapillararchitektur widerspiegeln. Mikrohämorrhagien und eine reduzierte Kapillardichte sind mit einer erhöhten Krankheitsaktivität assoziiert [2, 5, 6, 8, 9]. In verschiedenen Studien konnte beobachtet werden, dass der Nachweis von Megakapillaren, größere Areale mit Nachweis von Mikrohämorrhagien und weiteren Veränderungen der Kapillararchitektur mit einer erhöhten Krankheitsaktivität (Systemic Lupus Erythematosus Disease Activity Index (SLEDAI)) und dem Nachweis von SLE-assoziieren Autoantikörpern (Anti-dsDNS-Antikörper und Anti-Sm-Antikörper) korrelieren [4, 6, 8]. Eine Reduktion der Kapillardichte scheint dabei sogar nicht nur mit einer erhöhten Krankheitsaktivität, sondern auch mit einer Organbeteiligung beim SLE assoziiert zu sein [9, 10].

Bei ausgeprägten Kapillarveränderungen sind zudem erhöhte Marker für eine Endothelaktivierung nachweisbar, sodass die bildmorphologischen Veränderungen auch serologisch korrelieren [10]. Dabei konnten erhöhte Spiegel des Vascular Endothelial Growth Factor (VEGF), von Endothelin-1 (ET-1) und von löslichem E-selectin (sE-selectin) nachgewiesen werden, die Marker für eine Endothelzellaktivierung sind und mit dem Schweregrad der Kapillarveränderungen einhergehen [10].

Es liegen nur eingeschränkt wissenschaftliche Ergebnisse hinsichtlich des Einflusses von immunmodulierenden Therapien auf Kapillarveränderungen beim SLE vor. Der langfristige Einsatz von Hydroxychloroquin ist mit einer Reduktion der endothelialen Dysfunktion assoziiert und somit protektiv gegen vaskuläre Pathologien [11–13]. Weitere Arbeiten zur Untersuchung des Einflusses auf vaskuläre Veränderungen liegen zu Glukokortikoiden, Mykophenolat und Cyclophosphamid vor, wobei beachtet werden sollte, dass diese Therapieoptionen in Phasen hoher Krankheitsaktivität eingesetzt werden und somit eine Remissionsinduktion sich positiv auf vaskuläre Veränderungen auswirken kann [11, 13, 14].

8.3 Mischkollagenose (MCTD)

Die MCTD ist eine immunvermittelte Erkrankung, die Aspekte eines SLE, einer SSc und Myositis aufweisen kann. Sie ist mit dem Nachweis von U1RNP-Antikörpern assoziiert. Das RS ist ein häufiges Symptom bei der MCTD und wird häufig als Erstmanifestation beschrieben [15].

Der Nachweis von antinukleären Antikörpern (ANA) ist zudem mit Kapillarveränderungen bei der MCTD assoziiert. Dabei korrelieren hohe ANA-Titer, insbesondere Titer über 1:640, und der Nachweis von U1RNP-Antikörpern mit dem Schweregrad der Kapillarveränderungen und einem hohen Risiko für den Progress der MCTD [16, 17].

Ähnlich wie das klinische Bild sind auch in der Kapillarmikroskopie bei der MCTD Kapillarveränderungen zu finden, die das gesamte Spektrum der Kollagenosen abdecken können. Ein SSc-like pattern wird häufig beschrieben und in verschiedenen Studien wird eine Prävalenz hierfür von 38–48 % angegeben (◘ Abb. 8.2). Das SSc-like pattern schließt dabei Megakapillare, Zeichen einer Neoangiogenese und eine reduzierte Kapillardichte ein [16, 18, 19]. Dabei ist der Nachweis von avaskulären Zonen mit dem Auftreten einer interstitiellen Lungenerkrankungen (ILD) und einer pulmonal-arteriellen Hypertonie (PAH) assoziiert [18, 19]. Eine Reduktion der Kapillardichte auf ≤4 pro Millimeter geht häufig mit einer ILD einher [18, 19]. Auch Zeichen einer Neoangiogenese werden häufiger bei MCTD-assoziierter ILD beschrieben und weisen auf vaskuläre Reparaturprozesse hin [18].

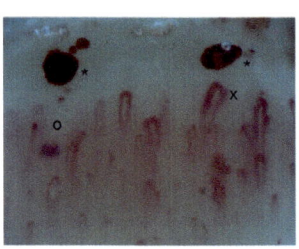 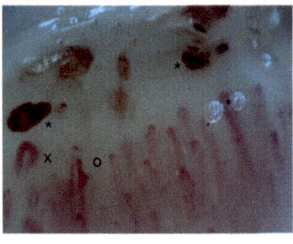

◘ **Abb. 8.2** Kapillarmikroskopische Bilder bei Mischkollagenose. Kapillaren mit deutlichen Mikrohämorrhagien (*), Scheitelektasien/beginnende Megakapillaren (x) und avaskulären Zonen (o). Zudem besteht ein deutliches Ödem. Die Veränderungen sind vereinbar mit einem aktiven SSc-Muster. (Bilder R. Hasseli-Fräbel)

8.4 Dermatomyositis (DM)

Die DM ist eine immunvermittelte, inflammatorische Myopathie, die die Haut und Muskeln betreffen kann. Typische Symptome sind Myalgien und Muskelschwäche. Zudem können Hautveränderungen in Form eines heliotropen Exanthem periorbital oder Gottron'sche Papeln (flache, rötlich-livide Papeln und Plaques unterschiedlicher Größe auf den Streckseiten der Fingergelenke) auftreten [20–23].

Die Prävalenz des RS bei Betroffenen mit DM variiert je nach Studie, wird aber im Allgemeinen als signifikant häufig beschrieben. Dabei ist das RS die häufigste extramuskuläre Manifestation bei DM, insbesondere bei Anti-Melanoma Differentiation-Associated Protein 5 (MDA5)-Antikörper-positiver DM, einer Untergruppe der DM [14, 24, 25]. Zu den Kapillarveränderungen, die bei einer DM beobachtet werden, gehören Megakapillaren, erweiterte Kapillaren, Torquierungen, Mikrohämorrhagien, avaskuläre Zonen und SSc-like patterns (◘ Abb. 8.3) [26, 27]. Auch bei der DM scheinen Kapillarveränderungen mit der Krankheitsaktivität assoziiert zu sein. Ein SSc-like patttern ist mit einem schweren Verlauf der DM assoziiert. Dabei korrelieren diese Kapillarveränderungen mit dem Auftreten von Muskelschwäche, heliotropem Exanthem und Gottron'schen Papeln [27, 28]. Der Nachweis von Mikrohämorrhagien in Kombination mit Kapillarveränderungen ist mit dem Auftreten von RS und ILD einhergehend [27, 28]. Torquierungen und avaskuläre Zonen sind dagegen häufiger mit dem Auftreten einer Arthritis und eines periungualen Erythems vergesellschaftet [27, 28].

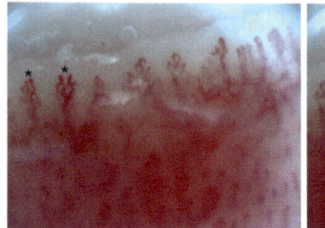 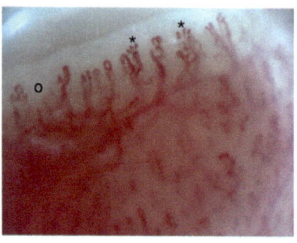

Abb. 8.3 Kapillarmikroskopische Bilder bei Dermatomyositis. Kapillaren mit deutlichen Zeichen einer Neoangiogenese (*) und avaskulärer Zone (o). (Bilder R. Hasseli-Fräbel)

8.5 Sjögren-Syndrom (SjS)

Das SjS ist eine immunvermittelte, inflammatorische Erkrankung, welche die exokrinen Drüsen befallen kann. Zu den klassischen Symptomen gehören eine Mundtrockenheit, Trockenheit der Augen und andere Regionen wie die der Nasenschleimhaut und Haut [29–31]. Auch der Intimbereich kann betroffen sein, was beispielsweise mit vaginalen Mykosen und Infektionen einhergehen kann und für die Betroffenen zusätzlich eine Einschränkung der Lebensqualität bedeutet [29–31].

Die Prävalenz des RS bei SjS variiert je nach Studie, ist aber im Allgemeinen signifikant häufig beschrieben. Laut einer Studie von Lin et al. lag das Raynaud-Syndrom bei 11,41 % der Betroffenen mit primärem SjS vor [32]. Eine andere Studie von García-Carrasco et al. berichtete über eine Prävalenz von 13 % in einer großen Serie von Betroffenen mit primärem SjS [33]. In einer weiteren Studie von Kraus et al. wurde eine RS-Prävalenz von 29 % bei primärem SjS beschrieben [34]. Diese Ergebnisse deuten darauf hin, dass das RS eine häufige extraglanduläre Manifestation des Sjögren-Syndroms ist.

Betroffene mit SjS und RS weisen in der Regel eine höhere Krankheitsaktivität und eine größere Häufigkeit von extraglandulären Manifestationen auf. So ist das RS bei SjS mit einer verstärkten Lungenbeteiligung verbunden, einschließlich ILD und Lungenfibrose, die erheblich zur Morbidität und Mortalität beitragen [32, 34]. Zudem ist das RS mit einer höheren Prävalenz von nicht erosiver Arthritis, Vaskulitis und Myositis assoziiert [33].

Immunologisch gesehen weisen SjS-Patientinnen und -Patienten mit einem RS häufig höhere Titer von ANA-, Anti-Ro/SSA-, Anti-La/SSB- und Anti-RNP-Antikörpern auf, die Marker für eine aktivere und schwerere Erkrankung sind [32, 33]. Diese Patientinnen und Patienten zeigen auch eine höhere Häufigkeit von kutaner Vaskulitis und anderen systemischen Merkmalen, was auf einen aggressiveren Krankheitsverlauf hinweist [33].

Zu den Kapillarveränderungen, die bei SjS nachweisbar sind, gehören vor allem unspezifische Kapillarveränderungen wie Kapillarerweiterungen oder Elongationen [35, 36]. Zudem können Mikrohämorrhagien nachweisbar sein. Ein SSc-like pattern wird selten beobachtet, jedoch tritt es häufiger bei Personen auf, die zusätzlich antizentromere Antikörper aufweisen [35, 36]. Eine Reduktion der Kapillardichte ist häufiger mit Organbeteiligungen assoziiert, insbesondere mit ILD [37].

8.6 Undifferenzierte Kollagenose (UCTD)

Die UCTD ist charakterisiert durch das Vorliegen von Symptomen und diagnostischen Ergebnissen, die auf das Vorliegen einer immunvermittelten Erkrankung aus dem Formenkreis der Kollagenosen hindeutet. Bei der UCTD werden jedoch keine Kriterien einer spezifischen Kollagenose wie beispielsweise SLE oder SSc erfüllt [38]. Bei mehr als der Hälfte der Betroffenen wird ein RS angegeben [39].

Auch das Bild in der Kapillarmikroskopie ist dabei sehr heterogen und unspezifisch. Es können Elongationen und Kapillarerweiterungen nachweisbar sein (◘ Abb. 8.4) [3, 39]. Zudem werden auch Mikrohämorrhagien beschrieben, jedoch in der Regel durchschnittlich nicht mehr als zwei Mikrohämorrhagien pro Finger [3, 39]. Auch ein SSc-like pattern ist möglich, da die Erkrankung auch phänotypisch einer SSc ähneln kann [17, 40]. Ausgeprägte avaskuläre Zonen werden jedoch bei der UCTD in der Regel nicht beobachtet [3, 39]. Ein SSc-like pattern kann

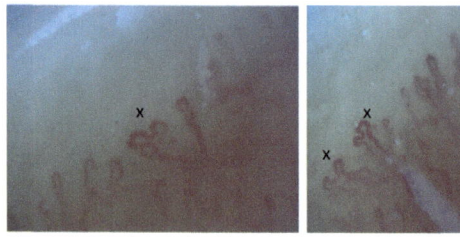

◘ **Abb. 8.4** Kapillarmikroskopische Bilder bei undifferenzierter Kollagenose. Kapillaren mit Elongationen (x). (Bilder R. Hasseli-Fräbel)

jedoch mit einem gewissen Risiko einhergehen, dass sich eine SSc entwickelt und sollte deswegen im Verlauf der Erkrankung beachtet werden [17, 41].

Literatur

1. Hysa E, Pizzorni C, Sammorì S et al (2023) Microvascular damage in autoimmune connective tissue diseases: a capillaroscopic analysis from 20 years of experience in a EULAR training and research referral centre for imaging. RMD Open 9:e003071. https://doi.org/10.1136/rmdopen-2023-003071
2. Cutolo M, Melsens K, Wijnant S et al (2018) Nailfold capillaroscopy in systemic lupus erythematosus: A systematic review and critical appraisal. Autoimmun Rev 17:344–352. https://doi.org/10.1016/j.autrev.2017.11.025
3. Lambova SN, Müller-Ladner U (2013) Capillaroscopic pattern in systemic lupus erythematosus and undifferentiated connective tissue disease: What we still have to learn? Rheumatol Int 33:689–695. https://doi.org/10.1007/s00296-012-2434-0
4. Riccieri V, Spadaro A, Ceccarelli F et al (2005) Nailfold capillaroscopy changes in systemic lupus erythematosus: correlations with disease activity and autoantibody profile. Lupus 14:521–525. https://doi.org/10.1191/0961203305lu2151oa
5. Chebbi PP, Goel R, Ramya J et al (2022) Nailfold capillaroscopy changes associated with anti-RNP antibodies in systemic lupus erythematosus. Rheumatol Int 42:1355–1361. https://doi.org/10.1007/s00296-021-04894-4
6. Schonenberg-Meinema D, Bergkamp SC, Nassar-Sheikh Rashid A et al (2021) Nailfold capillary abnormalities in childhood-onset systemic lupus erythematosus: a cross-sectional study compared with healthy controls. Lupus 30:818–827. https://doi.org/10.1177/0961203321998750
7. Ingegnoli F (2013) Capillaroscopy abnormalities in relation to disease activity in juvenile systemic lupus erythematosus. Microvasc Res 87:92–94. https://doi.org/10.1016/j.mvr.2013.02.004

8. Shenavandeh S, Habibi S (2017) Nailfold capillaroscopic changes in patients with systemic lupus erythematosus: correlations with disease activity, skin manifestation and nephritis. Lupus 26:959–966. https://doi.org/10.1177/0961203316686702
9. Fatemi A, Erlandsson B-E, Emrani Z et al (2019) Nailfold microvascular changes in patients with systemic lupus erythematosus and their associative factors. Microvasc Res 126:103910. https://doi.org/10.1016/j.mvr.2019.103910
10. Kuryliszyn-Moskal A, Ciolkiewicz M, Klimiuk PA et al (2009) Clinical significance of nailfold capillaroscopy in systemic lupus erythematosus: correlation with endothelial cell activation markers and disease activity. Scand J Rheumatol 38:38–45. https://doi.org/10.1080/03009740802366050
11. Siegel CH, Sammaritano LR (2024) Systemic Lupus Erythematosus: A Review. JAMA 331:1480. https://doi.org/10.1001/jama.2024.2315
12. Gómez-Guzmán M, Jiménez R, Romero M et al (2014) Chronic Hydroxychloroquine Improves Endothelial Dysfunction and Protects Kidney in a Mouse Model of Systemic Lupus Erythematosus. Hypertension 64:330–337. https://doi.org/10.1161/HYPERTENSIONAHA.114.03587
13. Ruiz-Irastorza G, Ramos-Casals M, Brito-Zeron P et al (2010) Clinical efficacy and side effects of antimalarials in systemic lupus erythematosus: a systematic review. Ann Rheum Dis 69:20–28. https://doi.org/10.1136/ard.2008.101766
14. Kan H, Nagar S, Patel J et al (2016) Longitudinal Treatment Patterns and Associated Outcomes in Patients With Newly Diagnosed Systemic Lupus Erythematosus. Clin Ther 38:610–624. https://doi.org/10.1016/j.clinthera.2016.01.016
15. Grader-Beck T, Wigley FM (2005) Raynaud's Phenomenon in Mixed Connective Tissue Disease. Rheum Dis Clin N Am 31:465–481. https://doi.org/10.1016/j.rdc.2005.04.006
16. Todoroki Y, Kubo S, Nakano K et al (2022) Nailfold microvascular abnormalities are associated with a higher prevalence of pulmonary arterial hypertension in patients with MCTD. Rheumatology 61:4875–4884. https://doi.org/10.1093/rheumatology/keac165

17. Pizzorni C, Ferrari G, Schenone C et al (2022) Capillaroscopic analysis of the microvascular status in mixed versus undifferentiated connective tissue disease. Microvasc Res 142:104367. https://doi.org/10.1016/j.mvr.2022.104367
18. Kasser C, Boleto G, Allanore Y et al (2024) Nailfold videocapillaroscopy findings and associations with organ involvement in mixed connective tissue disease. Clin Exp Rheumatol 43(3):418–424. https://doi.org/10.55563/clinexprheumatol/xshsd7
19. Ornowska S, Wudarski M, Dziewięcka E et al (2024) Nailfold capillaroscopy in mixed connective tissue disease patients. Clin Rheumatol 43:1703–1709. https://doi.org/10.1007/s10067-024-06879-7
20. Kilinc OC, Ugurlu S (2023) Clinical features of dermatomyositis patients with anti-TIF1 antibodies: A case based comprehensive review. Autoimmun Rev 22:103464. https://doi.org/10.1016/j.autrev.2023.103464
21. Callen JP (2000) Dermatomyositis. The Lancet 355:53–57. https://doi.org/10.1016/S0140-6736(99)05157-0
22. Muro Y, Hosono Y, Sugiura K et al (2015) Anti-PM/Scl antibodies are found in Japanese patients with various systemic autoimmune conditions besides myositis and scleroderma. Arthritis Res Ther 17:57. https://doi.org/10.1186/s13075-015-0573-x
23. Mainetti C, Terziroli Beretta-Piccoli B, Selmi C (2017) Cutaneous Manifestations of Dermatomyositis: a Comprehensive Review. Clin Rev Allergy Immunol 53:337–356. https://doi.org/10.1007/s12016-017-8652-1
24. Allenbach Y, Benveniste O, Stenzel W et al (2020) Immune-mediated necrotizing myopathy: clinical features and pathogenesis. Nat Rev Rheumatol 16:689–701. https://doi.org/10.1038/s41584-020-00515-9
25. Ost DE, Jim Yeung S-C, Tanoue LT et al (2013) Clinical and Organizational Factors in the Initial Evaluation of Patients With Lung Cancer. Chest 143:e121S–e141S. https://doi.org/10.1378/chest.12-2352
26. Flatley EM, Collins D, Lukowiak TM et al (2024) Nailfold microscopy in adult-onset dermatomyositis in association with myositis antibodies. Arch Dermatol Res 317:34. https://doi.org/10.1007/s00403-024-03521-z

27. Manfredi A, Sebastiani M, Cassone G et al (2015) Nailfold capillaroscopic changes in dermatomyositis and polymyositis. Clin Rheumatol 34:279–284. https://doi.org/10.1007/s10067-014-2795-8
28. Bogojevic M, Markovic Vlaisavljevic M, Medjedovic R et al (2024) Nailfold Capillaroscopy Changes in Patients with Idiopathic Inflammatory Myopathies. J Clin Med 13:5550. https://doi.org/10.3390/jcm13185550
29. André F, Böckle BC (2022) Sjögren's syndrome. JDDG J Dtsch Dermatol Ges 20:980–1002. https://doi.org/10.1111/ddg.14823
30. Fox PC (2007) Autoimmune Diseases and Sjögren's Syndrome: An Autoimmune Exocrinopathy. Ann N Y Acad Sci 1098:15–21. https://doi.org/10.1196/annals.1384.003
31. Generali E, Costanzo A, Mainetti C et al (2017) Cutaneous and Mucosal Manifestations of Sjögren's Syndrome. Clin Rev Allergy Immunol 53:357–370. https://doi.org/10.1007/s12016-017-8639-y
32. Lin W, Xin Z, Ning X et al (2021) Clinical features and risk factors of Raynaud's phenomenon in primary Sjögren's syndrome. Clin Rheumatol 40:4081–4087. https://doi.org/10.1007/s10067-021-05749-w
33. García-Carrasco M, Sisó A, Ramos-Casals M et al (2002) Raynaud's phenomenon in primary Sjögren's syndrome. Prevalence and clinical characteristics in a series of 320 patients. J Rheumatol 29:726–730
34. Kraus A, Caballero-Uribe C, Jakez J et al (1992) Raynaud's phenomenon in primary Sjögren's syndrome. Association with other extraglandular manifestations. J Rheumatol 19:1572–1574
35. Tektonidou M, Kaskani E, Skopouli FN et al (1999) Microvascular abnormalities in Sjögren's syndrome: nailfold capillaroscopy. Rheumatology 38:826–830. https://doi.org/10.1093/rheumatology/38.9.826
36. CapiCAT group, Corominas H, Ortiz-Santamaría V et al (2016) Nailfold capillaroscopic findings in primary Sjögren's syndrome with and without Raynaud's phenomenon and/or positive anti-SSA/Ro and anti-SSB/La antibodies. Rheumatol Int 36:365–369. https://doi.org/10.1007/s00296-015-3396-9

37. Melsens K, Leone MC, Paolino S et al (2020) Nailfold capillaroscopy in Sjögren's syndrome: a systematic literature review and standardised interpretation. Clin Exp Rheumatol 38(Suppl 126):150–157
38. Rubio J, Kyttaris VC (2023) Undifferentiated Connective Tissue Disease: Comprehensive Review. Curr Rheumatol Rep 25:98–106. https://doi.org/10.1007/s11926-023-01099-5
39. De Angelis R, Cerioni A, Del Medico P et al (2005) Raynaud's phenomenon in undifferentiated connective tissue disease (UCTD). Clin Rheumatol 24:145–151. https://doi.org/10.1007/s10067-004-0988-2
40. Nagy Z, Czirják L (2004) Nailfold digital capillaroscopy in 447 patients with connective tissue disease and Raynaud's disease. J Eur Acad Dermatol Venereol 18:62–68. https://doi.org/10.1111/j.1468-3083.2004.00853.x
41. García-González M, Rodríguez-Lozano B, Bustabad S et al (2017) Undifferentiated connective tissue disease: predictors of evolution into definite disease. Clin Exp Rheumatol 35:739–745

Scoring-Systeme bei der Kapillarmikroskopie

C. Iking-Konert und B. Ostendorf

Inhaltsverzeichnis

9.1 Scoring-Systeme: Überblick und Anwendung – 133

9.2 Herausforderungen und Limitationen der Scoring-Systeme – 137

9.3 Zukunftsperspektiven – 137

9.4 Schlussfolgerung – 138

© Der/die Autor(en), exklusiv lizenziert an Springer-Verlag GmbH, DE, ein Teil von Springer Nature 2025
W. Hermann, O. Sander (Hrsg.), *Pocket Guide Kapillarmikroskopie*, https://doi.org/10.1007/978-3-662-71364-8_9

9.5 Rolle von künstlicher Intelligenz in der Kapillarmikroskopie – 138

Literatur – 139

Die Kapillarmikroskopie ermöglicht eine detaillierte Analyse der Mikrozirkulation. Durch die visuelle Darstellung der Kapillaren lassen sich Veränderungen wie Erweiterungen, Verlust von Kapillaren, Blutungen oder mikroskopische Thrombosen erkennen. Diese Veränderungen liefern wertvolle Hinweise über den Zustand der Mikrozirkulation und die Aktivität von entzündlichen Prozessen. Die **EULAR** hat daher die Standardisierung der Nagelfalzkapillarmikroskopie (Nagelfalz-Videokapillaroskopie, NVC) für die Bewertung von Patienten mit Raynaud-Syndrom und systemischer Sklerose befürwortet. Diese Standardisierung umfasst die Bildakquisition und -analyse sowie die Definition normaler und abnormaler kapillarmikroskopischer Merkmale [1].

9.1 Scoring-Systeme: Überblick und Anwendung

In den letzten Jahren hat die Anwendung von Scores bei der Kapillarmikroskopie zunehmend an Bedeutung gewonnen. Durch eine objektive und standardisierte Bewertung der Kapillarmorphologie und -dichte ermöglichen **Scoring-Systeme** u. a. den Schweregrad der vaskulären Veränderungen zu quantifizieren, Verläufe unter Therapie abzubilden und/oder eine Prognose bezüglich des Auftretens von Komplikationen, wie z. B. von akralen Nekrosen, zu treffen.

In der Regel beinhalten diese Scoring-Systeme folgende Parameter:

1. **Kapillaranzahl/-dichte:** Die reduzierte Kapillaranzahl wird als Marker für kapilläre Degeneration oder Verlust betrachtet.
2. **Kapillarform**: Abnorme Formationen wie verzweigte oder dilatierte Kapillaren werden quantifiziert.
3. **Kapillarverteilung und -anordnung**: Eine ungleichmäßige Verteilung von Kapillaren kann auf eine systemische Erkrankung hindeuten.
4. **Blutungen**: Einblutungen können auf entzündliche Gefäßprozesse hinweisen.
5. **Verschluss oder Mikrothromben**: Verschlossene Kapillaren oder die Anwesenheit von Mikrothrombosen weisen auf eine gestörte Mikrozirkulation hin.

Im Rahmen der Auswertung werden Punktzahlen aus den einzelnen Kategorien addiert, um den Schweregrad der vaskulären Störungen semiquantitativ zu quantifizieren und möglicherweise den Verlauf abzubilden.

Beispielhaft werden im Folgenden verschiedene Scoring-Systeme, die in Studien und zunehmend auch in der Praxis Anwendung finden, erläutert.

Ein häufig zitiertes Scoring-System in der klinischen Praxis ist das von **Sulli und Cutolo** et al., das bereits im Jahre 2008 publiziert wurde [2]. Hier wurde der Verlauf der Veränderungen an Kapillaren bei Patienten mit systemischer Sklerose (SSc) über einen Zeitraum von durchschnittlich 72 Monaten mittels Nagelfalz-Videokapillaroskopie untersucht. Bewertet wurden: Vergrößerte Kapillaren bzw. Megakapillaren, Blutungen, Verlust von Kapillaren, Desorganisation der mikrovaskulären Anordnung und kapillare Verzweigungen. Dies wurde als „Scleroderma Pattern" definiert. Durch eine semiquantitative Ratingskala (0 = keine Veränderungen, 1 = ≤ 33 % kapillare Veränderungen/Reduktion, 2 = 33–66 % kapillare Veränderungen/Reduktion, 3 = ≥ 66 % kapillare Veränderungen/Reduktion) wurde im weiteren Verlauf das Fortschreiten der Gefäßschädigung bewertet. Am Ende der Nachbeobachtungszeit konnte eine Verschlechterung des Scores bei 59 % der Patienten dokumentiert werden. Zusammenfassend erwies sich der Score als empfindliches Instrument zur Quantifizierung und Monitoring der mikrovaskulären Schäden bei SSc.

Smith et al. entwickelten ein einfaches Scoring-System für den klinischen Alltag, das als prognostischer Index für digitale Läsionen dient. Dieses System basiert hauptsächlich auf dem mittleren Score des Kapillarverlustes, der über acht Felder berechnet wird. Ein Cut-off-Wert von 1,67 wurde als prognostischer Index vorgeschlagen. Dieser Wert hatte eine positive Likelihood Ratio von 2,3–2,4 für zukünftige digitale trophische Läsionen. Somit kann einfach das Risiko für digitale Ulzerationen abgeschätzt werden [3].

Auch mit dem **CSURI** (Capillaroscopic Skin Ulcer Risk Index) wurde 2009 ein quantitativer Score vorgeschlagen, der eine hohe Vorhersagekraft für das Auftreten von digitalen Ulzerationen (DUs) innerhalb von drei Monaten nach der kapillaroskopischen Untersuchung beschrieb. In einer Validierungsstudie konnte im Weiteren die Bedeutung des CSURI bei der Erkennung von SSc-Patienten mit einem signifikant hohen Risiko für die Entwicklung mit DUs bestätigt werden. Der CSURI könnte somit einen wesentlichen Beitrag für die klinische Routine darstellen, die therapeutische Strategie für diese Komplikationen zu optimieren [4]. Auch in der multizentrischen, prospektiven **CAP-Studie** konnte gezeigt werden, dass die durchschnittliche Anzahl der Kapillaren pro Millimeter im Mittelfinger der dominanten Hand – neben dem Vorhandensein von Ulzerationen zu Beginn der Studie – ein Prädiktor für das Auftreten neuer kritischer digitalen Ischämien und die Entwicklung neuer DUs im Verlauf war [5].

Der **CAPI-Score** ist ein weiteres Beispiel für Scoring-Systeme. Der CAPI-Score ist ein quantitativer Algorithmus zur Identifizierung von Krankheitsmustern in der Nagelfalz-Videokapillarmikroskopie. Obwohl die Kapillaroskopie bei verschiedenen Pathologien weit verbreitet ist, bleibt ihre Analyse weitgehend subjektiv. Um diese mögliche Subjektivität zu überwinden, wird hierbei eine softwarebasierte Analyse der Kapillarmikroskopie-Besonderheiten durchgeführt, um Patienten mit SSc- und/oder Raynaud-Syndrom zu unterscheiden. Der Algorithmus verwendet Variablen wie Kapillardichte, Prozentsatz abnormaler und Megakapillaren, Torquierungen und Blutungen, um Krankheitsmuster zu kategorisieren. Der CAPI-Score-Algorithmus stellt eine Integration automatisierter quantitativer Metriken in der Kapillarmikroskopie dar und ergänzt möglicherweise st in Zukunft die herkömmliche Kapillarmikroskopie, um die Genauigkeit der Klassifizierung von NVC-Mustern zu verbessern. Der CAPI-Score ist ein Algorithmus, der zwischen SSc- und Nicht-Sc-Mustern bei NVC unterscheiden und auch bestimmte Stadien der SSc genauer identifizieren kann [6].

9.2 Herausforderungen und Limitationen der Scoring-Systeme

Obwohl Scoring-Systeme eine wertvolle Hilfe für die klinische Praxis darstellen, gibt es einige Herausforderungen und Limitationen:

- **Subjektivität**: Die Auswertung der Kapillarmikroskopie ist abhängig von der Erfahrung des Untersuchers. Es besteht die Gefahr von inter- und intraindividuellen Variationen.
- **Standardisierung**: Es gibt keine vollständig standardisierten Verfahren für die Durchführung der Kapillarmikroskopie, was die Vergleichbarkeit zwischen verschiedenen Studien, Geräten und Zentren erschwert.
- **Komplexität der Diagnosen**: Bei einigen Erkrankungen (z. B. bei seltenen vaskulären oder entzündlichen Erkrankungen) kann es schwierig sein, klare diagnostische Schwellenwerte zu setzen.

9.3 Zukunftsperspektiven

Mit den fortschreitenden technologischen Entwicklungen, insbesondere im Bereich der digitalen Bildverarbeitung und künstlichen Intelligenz, sollte es in Zukunft möglich sein, kapillarmikroskopische Untersuchungen automatisiert auszuwerten. Solche Systeme könnten eine objektivere und schnellere Analyse der Mikrozirkulation ermöglichen und so die Anwendung der Kapillarmikroskopie in der klinischen Praxis weiter verbessern.

9.4 Schlussfolgerung

Scoring-Systeme für die Kapillarmikroskopie sind nützlich für die Diagnose und Überwachung von Erkrankungen der Mikrozirkulation. Sie ermöglichen eine detaillierte und standardisierte Beurteilung von Veränderungen der Kapillaren, die eine wichtige Rolle bei der Diagnose von rheumatischen, vaskulären und entzündlichen Erkrankungen spielen. Trotz der Herausforderungen bei der Anwendung dieser Systeme bietet die Kapillarmikroskopie in Verbindung mit den entsprechenden Scoring-Verfahren eine wertvolle diagnostische Methode, die insbesondere in spezialisierten Zentren und/oder in Studien zur Früherkennung und Verlaufskontrolle von Patientinnen und Patienten eingesetzt wird.

9.5 Rolle von künstlicher Intelligenz in der Kapillarmikroskopie

Künstliche Intelligenz (KI) spielt eine zunehmende Rolle in der Kapillarmikroskopie. KI-Systeme wie CapillaryNet automatisieren die Quantifizierung der Kapillardichte und der Geschwindigkeit der roten Erythrozyten anhand von Handmikroskopievideos. Dieses System kombiniert herkömmliche Bildalgorithmen mit neuronalen Netzwerken und erreicht eine hohe Genauigkeit und Geschwindigkeit, die die manuelle Analyse übertrifft [7]. Eine andere KI-Anwendung, CAPI-detect, nutzt maschinelles Lernen, um kapillarmikroskopische Bilder zu analysieren und neue Variablen zu identifizieren, die die Diagnose beeinflussen [8]. Ein weiteres KI-Modell „Vision Transformer" (ViT) unterstützt ebenfalls bei der Erkennung mikroangiopathischer Veränderungen in kapillarmikroskopischen Aufnahmen [9].

Somit kann die künstliche Intelligenz die Fähigkeit zur Identifizierung und Analyse von Kapillarveränderungen verbessern und somit die diagnostische Genauigkeit, Effizienz und Reproduzierbarkeit erhöhen kann.

Literatur

1. Smith V, Herrick AL, Ingegnoli F et al (2020) Standardisation of nailfold capillaroscopy for the assessment of patients with raynaud's phenomenon and systemic sclerosis. Autoimmun Rev 19(3):102458. https://doi.org/10.1016/j.autrev.2020.102458
2. Sulli A, Secchi ME, Pizzorni C, Cutolo M (2008) Scoring the nailfold microvascular changes during the capillaroscopic analysis in systemic sclerosis patients. Ann Rheum Dis 67(6):885–887. https://doi.org/10.1136/ard.2007.079756
3. Smith V, De Keyser F, Pizzorni C et al (2011) Nailfold capillaroscopy for day-to-day clinical use: construction of a simple scoring modality as a clinical prognostic index for digital trophic lesions. Ann Rheum Dis 70(1):180–183. https://doi.org/10.1136/ard.2010.132431
4. Sebastiani M, Manfredi A, Vukatana G, Moscatelli S, Riato L, Bocci M, Iudici M, Principato A, Mazzuca S, Del Medico P, De Angelis R, D'Amico R, Vicini R, Colaci M, Ferri C (2012) Predictive role of capillaroscopic skin ulcer risk index in systemic sclerosis: a multicentre validation study. Ann Rheum Dis 71(1):67–70. https://doi.org/10.1136/annrheumdis-2011-200022. Epub 2011 Sep 13
5. Cutolo M, Herrick AL, Distler O, Becker MO, Beltran E, Carpentier P, Ferri C, Inanç M, Vlachoyiannopoulos P, Chadha-Boreham H, Cottreel E, Pfister T, Rosenberg D, Torres JV, Smith V, CAP Study Investigators (2016) Nailfold videocapillaroscopic features and

other clinical risk factors for digital ulcers in systemic sclerosis: a multicenter, prospective cohort study. Arthritis Rheumatol 68(10):2527–2539. https://doi.org/10.1002/art.39718. PMID: 27111549; PMCID: PMC5129545

6. Gracia Tello BC, Sáez Comet L, Lledó G, et al (2024) Capi-score: a quantitative algorithm for identifying disease patterns in nailfold videocapillaroscopy. Rheumatology (Oxford, England). keae197. https://doi.org/10.1093/rheumatology/keae197
7. Helmy Abdou MA, Truong TT, Dykyy A et al (2022) CapillaryNet: an automated system to quantify skin capillary density and red blood cell velocity from handheld vital microscopy. Artif Intell Med 127:102287. https://doi.org/10.1016/j.artmed.2022.102287
8. Lledó-Ibáñez GM, Sáez Comet L, Freire Dapena M et al (2025) CAPI-detect: machine learning in capillaroscopy reveals new variables influencing diagnosis. Rheumatology:keaf073. https://doi.org/10.1093/rheumatology/keaf073
9. Garaiman A, Nooralahzadeh F, Mihai C et al (2023) Vision transformer assisting rheumatologists in screening for capillaroscopy changes in systemic sclerosis: an artificial intelligence model. Rheumatology 62:2492–2500. https://doi.org/10.1093/rheumatology/keac541

Kapillarveränderungen bei COVID-19

Rebecca Hasseli-Fräbel

Inhaltsverzeichnis

Literatur – 147

© Der/die Autor(en), exklusiv lizenziert an Springer-Verlag GmbH, DE,
ein Teil von Springer Nature 2025
W. Hermann, O. Sander (Hrsg.), *Pocket Guide Kapillarmikroskopie*,
https://doi.org/10.1007/978-3-662-71364-8_10

Long COVID, auch bekannt als postakute Folgen der SARS-CoV-2-Infektion (PASC), bezieht sich auf eine Konstellation anhaltender Symptome und gesundheitlicher Probleme, die über die akute Phase von COVID-19 hinausgehen. Sie betreffen einen erheblichen Teil der Personen, die an COVID-19 erkrankt sind, unabhängig vom anfänglichen Schweregrad ihrer Infektion [1, 2].

Neben den Symptomen wie Fatigue oder kognitive Einschränkungen werden auch Kapillarveränderungen beschrieben (s. ◘ Abb. 10.1, 10.2, 10.3, 10.4, 10.5). Dabei wurden unspezifische Veränderungen wie eine Reduktion der Kapillardichte, Mikrothromben und Mikrohämorrhagien,

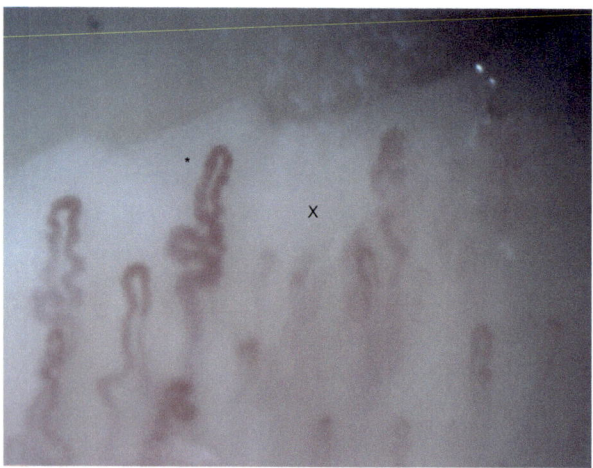

◘ **Abb. 10.1** Kapillaren mit Elongation (*) und Reduktion der Kapillardichte (X). Es liegt ein Ödem vor, weshalb die Kapillaren vor allem in der rechten Bildhälfte nur unscharf dargestellt werden können

Kapillarveränderungen bei COVID-19

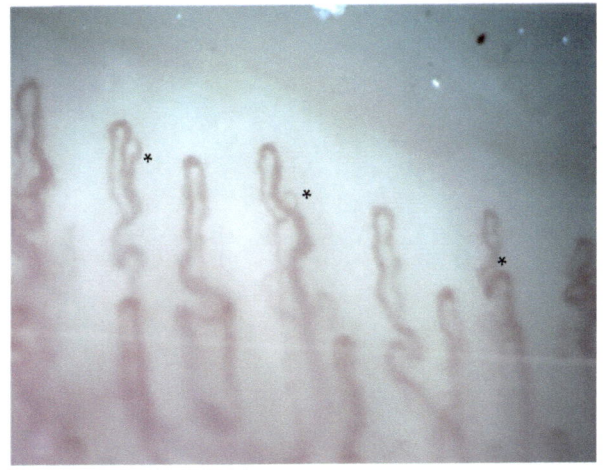

◘ **Abb. 10.2** Kapillaren mit Zeichen einer Neoangiogenese (*) bei normaler Kapillardichte

Zeichen einer Neoangiogenese sowie ein Sludge-Phänomen beschrieben [3–5].

Die bei Patientinnen und Patienten mit einem langen COVID-19-Verlauf beobachteten Kapillarveränderungen korrelieren in mehrfacher Hinsicht mit dem Schweregrad ihrer Symptome und der Dauer ihrer Erkrankung.

Bei diesen Patientinnen und Patienten wurde eine erhebliche Abnahme der Kapillardichte (s. Abb. 10.1) beobachtet, die insbesondere sehr kleine Kapillaren betrifft [3]. Diese Rarefizierung ist vergleichbar mit derjenigen, die bei schwerkranken COVID-19-Patientinnen und -Patienten zu beobachten ist, und reagiert nicht angemessen auf lokale Schwankungen des Metabolismus im Gewebe

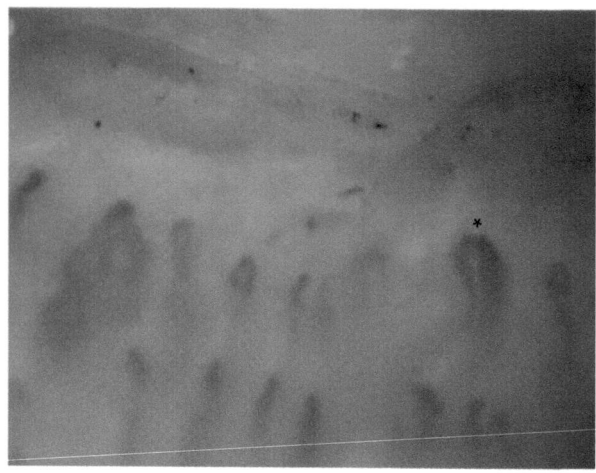

□ **Abb. 10.3** Ödem der Nagelpfalz. Dadurch sind die Kapillaren nur unscharf darstellbar. Erweiterte Kapillare rechts im Bild (*)

[3]. Diese anhaltende kapillare Rarefizierung geht mit anhaltenden Symptomen wie Fatigue, Dyspnoe und kognitiver Dysfunktion einher [3].

Mikrothrombose und Mikroblutungen (s. □ Abb. 10.4, 10.5) weisen auf anhaltende mikrovaskuläre Schäden und Koagulopathie hin, die mit anhaltenden Symptomen und einer höheren Symptombelastung verbunden sind [4]. Erhöhte Konzentrationen von Komplement- und Endothelaktivierungsmarkern sprechen für eine Rolle der Endotheliopathie sowohl bei akutem als auch bei lang anhaltendem COVID-19 [4].

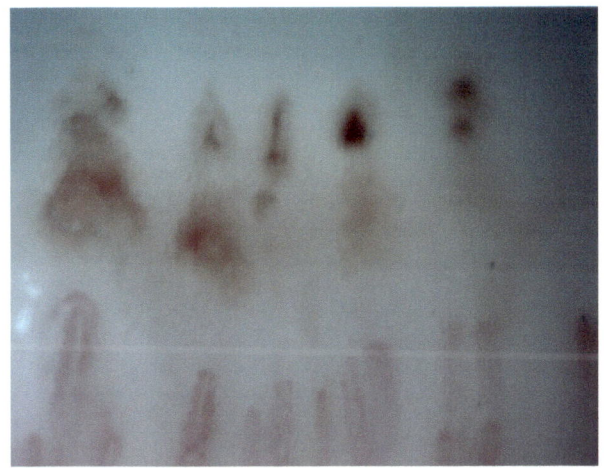

Abb. 10.4 Multiple Mikrohämorrhagien

Vergrößerte Kapillaren und perikapilläre Ödeme (s. Abb. 10.1, 10.3, 10.4, 10.5) spiegeln eine anhaltende endotheliale Dysfunktion und eine erhöhte Kapillardurchlässigkeit wider und korrelieren mit Symptomen wie Myalgien und Arthralgien sowie Dysautonomie [3].

Zeichen einer Neoangiogenese (s. Abb. 10.2) als Reaktion auf Hypoxie und Gewebereparaturmechanismen wird bei Long-COVID-Patientinnen und -Patienten beobachtet, was auf laufende Gefäßreparaturprozesse hinweist [3].

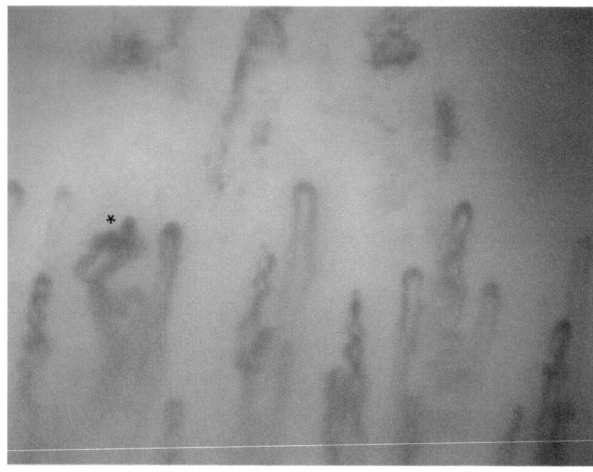

◘ Abb. 10.5 Multiple Mikrohämorrhagien und erweiterte Kapillare (*)

Zusammenfassend lässt sich sagen, dass die kapillaren Veränderungen bei Patientinnen und Patienten mit Long COVID, wie z. B. anhaltende kapillare Rarefizierung, Mikrothrombose, Mikroblutungen, vergrößerte Kapillaren, perikapilläres Ödem, kapillare Desorganisation und Neoangiogenese, mit dem Schweregrad ihrer Symptome und der Dauer ihrer Erkrankung korrelieren, was die umfassende und anhaltende mikrovaskuläre Beteiligung bei Long COVID verdeutlicht [3, 4, 6]. Hervorzuheben ist jedoch, dass die Kapillarveränderungen denen von anderen postviralen Syndromen sehr ähneln und es keine spezifischen Veränderungen gibt [3, 4, 6].

Literatur

1. Altmann DM, Whettlock EM, Liu S et al (2023) The immunology of long COVID. Nat Rev Immunol 23:618–634. https://doi.org/10.1038/s41577-023-00904-7
2. Zaidi AK, Dehgani-Mobaraki P (2024) Long covid. In: Progress in molecular biology and translational science. Elsevier, S S1877117323001771
3. Osiaevi I, Schulze A, Evers G et al (2023) Persistent capillary rarefication in long COVID syndrome. Angiogenesis 26:53–61. https://doi.org/10.1007/s10456-022-09850-9
4. Hawley HB (2025) Long COVID: Clinical findings, pathology, and endothelial molecular mechanisms. Am J Med 138:91–97. https://doi.org/10.1016/j.amjmed.2023.08.008
5. Turner S, Khan MA, Putrino D et al (2023) Long COVID: pathophysiological factors and abnormalities of coagulation. Trends Endocrinol Metab 34:321–344. https://doi.org/10.1016/j.tem.2023.03.002
6. Kersten J, Wolf A, Hoyo L et al (2022) Symptom burden correlates to impairment of diffusion capacity and exercise intolerance in long COVID patients. Sci Rep 12:8801. https://doi.org/10.1038/s41598-022-12839-5

NVC bei Vaskulitiden

K. Triantafyllias

Inhaltsverzeichnis

11.1 Vaskulitiden – 150
11.1.1 Einleitung und Rolle der NVC – 150
11.1.2 Kapillarmikroskopische Befunde beim Behçet-Syndrom – 150
11.1.3 Kapillarmikroskopie bei anderen Vaskulitiden – 151
11.1.4 Fazit – 154

Literatur – 154

© Der/die Autor(en), exklusiv lizenziert an Springer-Verlag GmbH, DE, ein Teil von Springer Nature 2025
W. Hermann, O. Sander (Hrsg.), *Pocket Guide Kapillarmikroskopie*,
https://doi.org/10.1007/978-3-662-71364-8_11

11.1 Vaskulitiden

11.1.1 Einleitung und Rolle der NVC

Die diagnostische Bedeutung der NVC bei Vaskulitiden wurde bislang weniger umfassend untersucht als bei Kollagenosen wie zum Beispiel der SSc und Dermatomyositis. Dennoch könnte die NVC eine wertvolle Methode zur direkten Darstellung entzündeter Gefäße bei vaskulären Erkrankungen darstellen. Bislang gibt es jedoch keine gesicherten, erkrankungsspezifischen Muster, die mit Vaskulitiden assoziiert sind. Die wenigen Studien, die zu diesem Thema vorliegen, beinhalten überwiegend kleine Patientenkohorten und weisen oft methodische Schwächen auf. Häufig wurden unkontrollierte Studien durchgeführt, die lediglich unspezifische Auffälligkeiten des Kapillarnetzwerks beschreiben. Diese Beobachtungen können jedoch als wertvolle Zusatzinformation in der rheumatologischen Diagnostik betrachtet werden.

11.1.2 Kapillarmikroskopische Befunde beim Behçet-Syndrom

Eine Ausnahme stellt die Studie von Movasat et al. dar, die kapillarmikroskopische Befunde bei einer Kohorte mit 128 Patientinnen und Patienten mit Behçet-Syndrom untersuchten [1]. Bei etwa 40 % der Patientinnen und Patienten wurden unspezifische NVC-Auffälligkeiten festgestellt, darunter ektatische Kapillaren in 26 % und Mikroblutungen in 16 % der Fälle. Ein Kapillarverlust konnte bei nur einem Patienten beobachtet werden [1]. Weitere Untersuchungen, wie die von Bertolazzi et al., bestätigen, dass die NVC bei Vaskulitiden wie beim Behçet-Syndrom potenziell nützliche, wenn auch unspezifische, Hinweise liefern kann [2]. In einer kürzlich veröffentlichten Studie, die 65 Patientinnen und Patienten mit einem Behçet-Syndrom untersuchte, war die Präsenz von ≥ 2 morphologischen Auffälligkeiten in der Kapillarmikroskopie mit vaskulären Beteiligungen (p = 0,031), insbesondere mit venösen thrombotischen Ereignissen (p = 0,024) und vor allem mit einer Thrombophlebitis (p = 0,003) [3], assoziiert.

11.1.3 Kapillarmikroskopie bei anderen Vaskulitiden

■ *Takayasu-Arteriitis*

Die NVC wurde auch bei anderen Vaskulitiden, wie der Takayasu-Arteriitis, untersucht. In einer Studie von Javinani et al. wurden unspezifische Veränderungen der Kapillaren bei Patientinnen und Patienten mit Takayasu-Arteriitis im Vergleich zu gesunden Kontrollprobanden beschrieben [4]. Die Hauptbefunde waren eine signifikant verkürzte Kapillarlänge sowie ein geringerer Durchmesser des venösen Schenkels (p = 0,026 bzw. 0,049). Darüber hinaus fanden sich, im Vergleich zu den Kontrollprobanden, bei Takayasu-Patienten häufiger torquierte Kapillaren [4]. In einer kürzlich durchgeführten Studie, die 81 Patientinnen und Patienten mit supraaortaler Beteiligung im Rahmen einer Takayasu-Arteriitis untersuchte, wurden eine reduzierte Kapillardichte und morphologische kapillarmikroskopische Auffälligkeiten als unabhängige Risikofaktoren für schwerwiegende ischämische Ereignisse identifiziert [5].

- ▪ *Granulomatose mit Polyangiitis (GPA) und IgA-Vaskulitis*

Ein weiteres Beispiel für Vaskulitiden, bei denen die NVC verwendet wurde, sind die Granulomatose mit Polyangiitis (GPA) und die IgA-Vaskulitis. Anders et al. beschreiben in einer Gruppe von 12 GPA-Patientinnen und -Patienten, dass etwa 92 % der Patientinnen und Patienten avaskuläre Areale aufwiesen, die jedoch nicht mit klinischen Zeichen einer digitalen Vaskulitis assoziiert waren [6]. Darüber hinaus wurden Torquierungen bei 67 %, verzweigte Kapillaren oder Zeichen einer Neoangiogenese bei 33 % und Mikroblutungen bei 50 % der Patientinnen und Patienten festgestellt.

In einer weiteren Studie, die 10 Patientinnen und Patienten mit GPA untersuchte, wurde eine reduzierte Kapillardichte in 75 % der Fälle festgestellt. Mikroblutungen und avaskuläre Areale waren in 50 % bzw. 37,5 % der Fälle zu beobachten [7].

Auch bei Patientinnen und Patienten mit IgA-Vaskulitis wurden diverse NVC-Auffälligkeiten festgestellt. Diese reichten von Ektasien bis hin zu avaskulären Arealen, Mikroblutungen und Elongationen der Kapillaren. Eine longitudinale Studie von [8] an Kindern mit IgA-Vaskulitis zeigte, dass die mikrovaskulären Veränderungen mit dem Krankheitsverlauf korrelierten [8] (◘ Abb. 11.1).

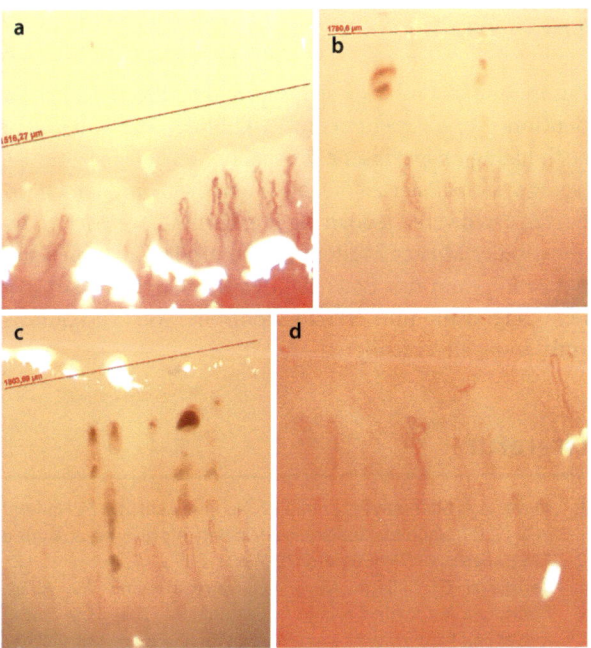

○ **Abb. 11.1** Kapillarmikroskopische Befunde bei Patientinnen und Patienten mit Kleingefäßvaskulitiden (**a** und **d** Granulomatose mit Polyangiitis, **b** und **c** mikroskopische Polyangiitis): **a** Avaskuläre Felder, Kaliberschwankungen, Ödembildung, **b** Verzweigung, Blutungen, **c** Multiple Mikroblutungen, avaskuläres Feld, **d** Verzweigungen, leichte Reduktion der Kapillardichte, Ödem. (Bilder: K. Triantafyllias)

11.1.4 Fazit

Zusammenfassend lässt sich sagen, dass die NVC bei Patientinnen und Patienten mit Vaskulitiden wertvolle, wenn auch häufig unspezifische Informationen liefern kann. Die wenig systematisierte Forschung und die meist kleinen Kohorten erschweren jedoch die Etablierung spezifischer diagnostischer Muster. Weitere, gut kontrollierte Studien sind notwendig, um das Potenzial der Kapillarmikroskopie in der Diagnostik und Verlaufskontrolle von Vaskulitiden vollständig auszuschöpfen.

Literatur

1. Movasat A, Shahram F, Carreira PE, Nadji A, Akhlaghi M, Naderi N et al (2009) Nailfold capillaroscopy in Behçets disease, analysis of 128 patients. Clin Rheumatol 28(5):603–605
2. Bertolazzi C, Gallegos-Nava S, Villarreal-Trevino AV, Alfaro-Rodriguez A, Clavijo-Cornejo D, Gutierrez M (2019) The current role of capillaroscopy in vasculitides. Clin Rheumatol 38(9):2299–2307
3. Mercade-Torras JM, Guillen-Del-Castillo A, Bujan S, Solans-Laque R (2024) Nailfold videocapillaroscopy abnormalities and vascular manifestations in Behçet's syndrome. Clin Exp Rheumatol. 42(10):2065–2070
4. Javinani A, Pournazari M, Jamshidi AR, Kavosi H (2019) Nailfold videocapillaroscopy changes in Takayasu arteritis and their association with disease activity and subclavian artery involvement. Microvasc Res 122:1–5
5. Wang L, Chen H, Ding Z, Ma L, Sun Y, Jiang L (2023) Associations of microcirculation damage on nailfold capillaroscopy with supra-aortic severe ischemic events in patients with Takayasu arteritis. Clin Rheumatol 42(6):1625–1634

6. Anders HJ, Haedecke C, Sigl T, Kruger K (2000) Avascular areas on nailfold capillary microscopy of patients with Wegener's granulomatosis. Clin Rheumatol 19(2):86–88
7. Julia U, Rosalía M, Luisa V, Luis M (2013) Periungual capillaroscopy findings in a series of patients with granulomatosis with polyangiitis (Wegener): an observational study. Open J Rheumatol Autoimmune Dis 3:130–134
8. Zampetti A, Rigante D, Bersani G, Rendeli C, Feliciani C, Stabile A (2009) Longitudinal study of microvascular involvement by nailfold capillaroscopy in children with Henoch-Schonlein purpura. Clin Rheumatol 28(9):1101–1105

Antisynthetase-Syndrom (ASyS)

K. Triantafyllias

Inhaltsverzeichnis

12.1 Einleitung und die Rolle der NVC – 158

12.2 NASCAR-Studie – 158

12.3 Assoziationen mit klinischen Merkmalen – 159

12.4 Fazit – 160

Literatur – 161

© Der/die Autor(en), exklusiv lizenziert an Springer-Verlag GmbH, DE, ein Teil von Springer Nature 2025
W. Hermann, O. Sander (Hrsg.), *Pocket Guide Kapillarmikroskopie*,
https://doi.org/10.1007/978-3-662-71364-8_12

12.1 Einleitung und die Rolle der NVC

Das ASyS ist eine seltene, aber klinisch bedeutende Erkrankung, die durch das Vorhandensein von spezifischen Autoantikörpern gegen Aminoacyl-tRNA-Synthetasen (Anti-ARS-AK) sowie eine Kombination aus Arthritis, Myositis, interstitieller Lungenerkrankung (ILD) und charakteristischen Antikörpern wie Anti-Jo1, -PL-7, -PL-12, -EJ, -OJ, -KS und -YRS gekennzeichnet ist [1, 2]. Die Daten zur Anwendung der NVC bei ASyS sind jedoch begrenzt und stammen hauptsächlich aus der multizentrischen NASCAR-Studie von Sebastiani & Triantafyllias et al., der bisher größten Kohorte von Patientinnen und Patienten mit gesichertem ASyS (190 Patienten, insgesamt 2550 kapillarmikroskopische Bilder) [3].

12.2 NASCAR-Studie

Die Ergebnisse zeigen, dass kapillarmikroskopische Auffälligkeiten signifikant häufiger bei ASyS-Patientinnen und -Patienten nachweisbar waren als bei den Kontrollen (62,1 vs. 29,3 %, p < 0,001) [3]. Zu den typischen Auffälligkeiten gehörten:
- Megakapillaren und avaskuläre Areale, die ausschließlich in der ASyS-Gruppe nachgewiesen wurden
- Verzweigungen der Kapillaren, die bei ASyS-Patienten häufiger (p < 0,005) vorkamen

- Mikroblutungen, die in der ASyS-Gruppe in schwereren Ausprägungen auftraten
- Eine verminderte Kapillardichte, die in der ASyS-Gruppe im Vergleich zu den Kontrollprobanden signifikant niedriger war ($p < 0{,}005$)

Interessanterweise zeigte ein Teil der Patientinnen und Patienten (35,3 %) ein kapillarmikroskopisches Muster, das nahezu identisch mit den bekannten Mustern der SSc war.

12.3 Assoziationen mit klinischen Merkmalen

Kapillarmikroskopische Auffälligkeiten waren häufig mit bestimmten klinischen Merkmalen assoziiert. Besonders bemerkenswert war die Assoziation zwischen der kapillarmikroskopischen Ausprägung und der ILD. Bei Patienten mit ILD traten Verzweigungen der Kapillaren doppelt so häufig auf wie bei Patienten ohne ILD (53,4 % vs. 27,6 %, $p = 0{,}01$). Eine verminderte Kapillardichte (avaskuläre Areale) war mit einer positiven SSA-Ro- und Anti-Jo1-Serologie sowie mit dem Vorhandensein von Myositis und einem Raynaud-Syndrom assoziiert [3].

Das SSc-ähnliche kapillarmikroskopische Muster war besonders mit Jo1-Antikörper-Positivität, einer längeren Krankheitsdauer und der Entwicklung einer ILD im späteren Verlauf der Erkrankung verknüpft. Dies deutet darauf hin, dass die NVC in der Frühphase des ASyS möglicherweise als Frühindikator für das Auftreten von ILD dienen könnte [3] (◘ Abb. 12.1, 12.2).

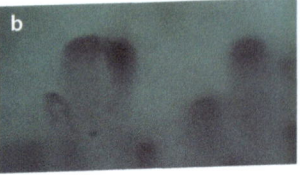

Abb. 12.1 Kapillarmikroskopische Befunde beim Antisynthetase-Syndrom: Muster vereinbar mit systemischer Sklerose. **a** Reduzierte Dichte, multiple Blutungen, Ektasien, Ödembildung, **b** Avaskuläre Areale, ausgeprägtes Ödem, Megakapillaren. (Bilder: K. Triantafyllias, I. Wagner)

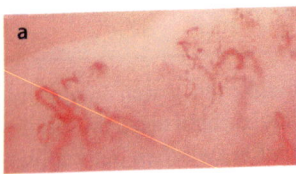 

Abb. 12.2 Kapillarmikroskopische Befunde beim Antisynthetase-Syndrom. **a** Vereinbar mit spätem systemischen Sklerosemuster (reduzierte Dichte, Desorganistation des Kapillarbettes, Sludge, fehlende Megakapillaren. **b** Blutungen, ektatische und verzweigte Kapillaren, Ödem und Mikroblutung. (Bilder: K. Triantafyllias, I. Wagner)

12.4 Fazit

Die NVC hat sich als ein wertvolles diagnostisches Hilfsmittel für das ASyS herausgestellt, insbesondere zur Identifikation von spezifischen mikrovaskulären Veränderungen. Diese Veränderungen, einschließlich der verminderten Kapillardichte und der typischen SSc-ähnlichen Muster, könnten nicht nur zur Diagnose des ASyS beitragen, sondern auch als Indikatoren für die Schwere und den Verlauf der Erkrankung dienen.

Literatur

1. Loganathan A, Zanframundo G, Yoshida A, Faghihi-Kashani S, Bauer Ventura I, Dourado E et al (2024) Agreement between local and central anti-synthetase antibodies detection: results from the Classification Criteria of Anti-Synthetase Syndrome project biobank. Clin Exp Rheumatol 42(2):277–287
2. Faghihi-Kashani S, Yoshida A, Bozan F, Zanframundo G, Rozza D, Loganathan A et al (2024) Clinical Characteristics of Antisynthetase Syndrome: Analysis From the Classification Criteria for Anti-Synthetase Syndrome Project. Arthritis Rheumatol 77(4):477–489
3. Sebastiani M, Triantafyllias K, Manfredi A, Gonzalez-Gay MA, Palmou-Fontana N, Cassone G et al (2019) Nailfold Capillaroscopy Characteristics of Antisynthetase Syndrome and Possible Clinical Associations: Results of a Multicenter International Study. J Rheumatol 46(3):279–284
4. Claverie L, Knobel E, Takashima L, Techera L, Oliver M, Gonzalez P, Romanini F, Fonseca M, Mamani M (2013) Organ involvement in Argentinian systemic sclerosis patients with "late" pattern as compared to patients with "early/active" pattern by nailfold capillaroscopy. Clin Rheumatol 32:839–843

Alternative Messmethoden zur Evaluation der Mikrozirkulation

P. Klein-Weigel

Inhaltsverzeichnis

13.1 Digitale Fotoplethysmographie (DPPG) – 165

13.2 tcpO2-Messung – 166

© Der/die Autor(en), exklusiv lizenziert an Springer-Verlag GmbH, DE, ein Teil von Springer Nature 2025
W. Hermann, O. Sander (Hrsg.), *Pocket Guide Kapillarmikroskopie*,
https://doi.org/10.1007/978-3-662-71364-8_13

13.3 Weißlichtspektrometrie in Verbindung mit einer Laser-Doppleranemometrie (O2-C) – 167

13.4 Laser-Speckled-Contrast-Analyse (LASCA) – 168

Literatur – 170

Eine Evaluation der mikrovaskulären Strombahn setzt immer eine Evaluation der makrovaskulären Strombahn voraus, um eine kritische Extremitätenischämie mit sekundärer mikrovaskulärer Dysfunktion von einer primären mikrovaskulären Störung differenzieren zu können. Dies kann durch eine adäquate klinische Untersuchung (Pulsstatus, Auskultation) in Verbindung mit einer Oszillometrie oder Duplexsonografie nichtinvasiv erfolgen.

Zur Beurteilung der Mikrozirkulation stehen heute vornehmlich zur Verfügung:

13.1 Digitale Fotoplethysmographie (DPPG)

Die DPPG beruht auf dem Prinzip der zeitlichen Änderung der Lichtreflexion oder -transmission durch durchblutetes Gewebe. Verwendet werden Wellenlängen von 800–1000 nm (940 nm), da bei diesen eine geringe Abhängigkeit vom Sauerstoffgehalt, eine geringe Reflexion der obersten Hautschichten und eine große Signaldifferenz zwischen blutführenden Strukturen und nicht blutführenden Strukturen gewährleistet sind.

Die Sonden kalibrieren sich heute von selbst auf eine konstante Hautillumination und das Messsystem verwendet eine gepulste Beleuchtung zur Fremdlichtunterdrückung, Bestimmt wird die Änderung der Reflexions-/Transmissionsänderung über die Zeit, wobei das pulsatile arterielle Signal durch Filterung vom mehr konstanten venösen Signal getrennt wird.

Mit zunehmender akraler Durchblutungsstörung kommt es zu einer progredienten Amplitudenabnahme der Pulswellen und zu einer zunehmenden Gipfelzeitverzögerung (Pulsus parvus et tardus) bis hin zu anarchischen und stummen Pulskurvenen.

Die DPPG findet v. a. auch Verwendung zum Nachweis einer vermehrten Vasospasmusneigung z. B. beim Raynaud-Syndrom und kann mit thermischer (nach Kalt- oder Warmwasserbad) oder pharmakologischer (Gabe von Vasodilatantien) Provokation wiederholt werden.

Beispiel eines Vasospasmus durch vollständige Normalisierung der akralen Pulskurve nach Warmwasserbad und Nitrogabe.

13.2 tcpO2-Messung

Ursprünglich wurde die Messung von Clark mit einer sauerstoffdurchlässigen Membran und einer luftdicht abgeschlossenen auf die Haut aufklebbaren Messkammer mit Mikroanode und -kathode entwickelt [75]. Alternativ wurde zwischenzeitlich auch ein schneller arbeitendes photooptisches Messsystem auf den Markt gebracht [76]. Unter hyperthermischen Bedingungen der Haut ist der umgebende O_2-Partialdruck niedriger als der darunterliegende arterielle Sauerstoffdruck. Dieser Druckgradient variiert in Abhängigkeit vom arteriellen Sauerstoffdruck und dem lokalen Luftdruck sowie von der Temperatur, dem Sauerstoffverbrauch des Gewebes, der Gewebedurchblutung und dem kapillaren O_2-Shuntvolumen im Gewebe [77]. Das Erhitzen eines Thermoelements auf über 43 °C führt zu einer lokalen Vasodilatation unter der Sonde, die für die Sauerstoffdiffusion, Standardisierung und Reduzierung intrinsischer Fehler unerlässlich ist.

Bei Verwendung eines Systems auf Basis von Clark-Elektroden am Vorfuß und Handrücken können in liegender Position tcpO2-Werte von 60–70 mmHg erwartet werden [3]. Andererseits spiegeln Werte unter 30 mmHg per definitionem eine kritische Extremitätenischämie wider. Werte unter 10 mmHg gelten als äußerst kritisch für die Entwicklung einer Gewebenekrose bzw. für Heilungsstörungen von Wunden und Nekrosen [3, 78–80].

Cave: tcpO2-Werte, die mit dem photooptischen System gewonnen werden, liegen methodenimmanent höher als die Werte, die mittels Clark-Elektrode gemessen wurden und können nicht direkt miteinander verglichen werden.

Beispiel eines Normalbefundes am Handrücken:

Beispiel eines pathologischen Befundes bei schwerer Handischämie:

13.3 Weißlichtspektrometrie in Verbindung mit einer Laser-Doppleranemometrie (O2-C)

O2C ist ein Diagnosegerät zur nichtinvasiven Beurteilung von Blutfluss, Blutgehalt und Sauerstoffversorgung in Weichteilen unter Verwendung von Glasfasersonden.

Eine weißes Licht emittierende Sonde, die ebenfalls an eine Laserquelle angeschlossen ist, bestrahlt die Haut und das darunterliegende Gewebe. Ein integrierter Sensor erfasst die remittierten Lichtsignale, während ein Computer Dopplerverschiebungen mittels schneller Fourier-Analyse ermittelt. Zur Bestimmung des Hämoglobingehalts und der Sauerstoffsättigung des Hämoglobins im Probenvolumen wird ein Wellenlängenbereich von 500–850 nm verwendet, während der Blutfluss bei 830 nm bestimmt wird [3, 10].

Da sich mehr als zwei Drittel des Blutvolumens in der Mikrozirkulation im venolären Pool befinden, werden bei diesem Parameter hauptsächlich venoläre Sauerstoffsättigungswerte gemessen. Im Gegensatz zur arteriellen Sauerstoffsättigung spiegelt SO2 (ven) ein Gleichgewicht zwischen Sauerstoffzufuhr und -verbrauch wider. Niedrige SO2-ven-Werte nach Extremitätenhochlagerung ebenso wie eine monogipfelige HB-Spektroskopiekurve deuten auf eine schwere Gewebehypoxie hin [3, 10]. Es gibt fast keine Zeitverzögerung oder Gleichgewichtsphase, wodurch die Messungen sehr schnell und empfindlich auf zeitlich oder pharmakologisch bedingte Veränderungen reagieren [3, 10].

Normalbefund einer Ableitung an der Großzehe nach Hochlagerung:

Befund einer kritischen akralen Ischämie bei Ableitung an der Großzehe:

13.4 Laser-Speckled-Contrast-Analyse (LASCA)

LSCA zeigt die räumliche Heterogenität der Gewebedurchblutung ohne direkten Hautkontakt [53–55].

■ Methodik

Die Technik basiert auf dynamischen Änderungen des rückgestreuten Laserlichts, das ein Interferenzmuster (Speckle-Kontrastmuster) erzeugt, das sich mit Änderungen des regionalen Blutflusses ändert. Der Speckle-Kontrast definiert dabei das Verhältnis zwischen der Standardabweichung der Intensität und dem Mittelwert der Intensität des Speckle-Kontrast-Musters. Wenn im gescannten Gewebebereich ein hoher mikrovaskulärer Blutfluss vorliegt, verringert sich der Speckle-Kontrast [54, 55]. Das Ausgabesignal wird in einem farbcodierten Bild auf einem Computermonitor angezeigt.lechte Gewebedurchblutung wird normalerweise blau kodiert, während eine höhere Gewebedurchblutung durch Grün-, Gelb- oder Rotkodierung gekennzeichnet ist. Statt der Farbkodierung kann die regionale Durchblutungsgröße auch in arbiträren Einheiten angezeigt werden [54–56]. Für erweiterte Analysen, insbesondere zeitliche Änderung der Durchblutungsgröße in unterschiedlichen Scanregionen, steht an der Computerkonsole eine Auswertungssoftware zur Verfügung [56].

Beispiel eines Normalbefundes:
Beispiel einer schweren Perfusionsstörung eines Fingers:

Neben den genannten Methoden befinden sich neue Methoden in Entwicklung, von denen die Indocyaningrün-Angiographie und die multispektrale optoakustische Tomografie am vielversprechendsten erscheinen.

Literatur

1. Marcoccia A, Klein-Weigel PF, Gschwandtner ME, Wautrecht JC, Matuska J, Rother U, Houben AJHM. Microcirculatory assessment of vascular diseases. Vasa. 2020 Apr;49(3):175-186. doi: 10.1024/0301-1526/a000851
2. Rother U, Lang W. Noninvasive measurements of tissue perfusion in critical limb ischemia. Gefasschirurgie. 2018;23(Suppl 1):8-12. doi: 10.1007/s00772-018-0368-x
3. Krug. A. Mikrozirkulation und Sauerstoffversorgung des Gewebes. Methode des so genannten O2C (oxygen to see), Phlebologie 2007; 36: 300–12
4. Fife CE, Smart DR, Sheffield PJ, Hopf HW, Hawkins G, Clarke D. Transcutaneous oximetry in clinical practice: consensus statements from an expert panel based on evidence. Undersea Hyperb Med 2009;36:43e53
5. D. A. Boas and A. K. Dunn. Laser speckle contrast imaging in biomedical optics. J. Biomed Opt. 2020; 15(1), 011109.

Kapillarmikroskopie aus dermatologischer Sicht

Cord Sunderkötter

Inhaltsverzeichnivs

14.1 Kapillarmikroskopie und Dermatoskopie – 173

14.2 Raynaud-Phänomen, systemische Sklerose, Dermatomyositis, Lupus erythematodes – 174

© Der/die Autor(en), exklusiv lizenziert an Springer-Verlag GmbH, DE, ein Teil von Springer Nature 2025
W. Hermann, O. Sander (Hrsg.), *Pocket Guide Kapillarmikroskopie*, https://doi.org/10.1007/978-3-662-71364-8_14

14.3   **Kutane Vaskulitiden – 177**

14.4   **Psoriasis und palmoplantare Pustulose – 179**

          Literatur – 180

14.1 Kapillarmikroskopie und Dermatoskopie

Die wissenschaftlich belegte Bedeutung der Kapillarmikroskopie in der Differenzialdiagnostik bestimmter Hautsymptome oder Dermatosen hat zu ihrer zunehmenden Anwendung auch in der Dermatologie geführt. Ihre Vorteile sind, dass sie nichtinvasiv, gut dokumentierbar, nahezu beliebig oft wiederholbar, nicht teuer und inzwischen gut standardisiert ist; letzteres nicht zuletzt dank der erfolgreichen gemeinsamen Bemühung von Rheumatologen, Angiologen und Dermatologen um eine Standardisierung der Begriffe und des diagnostischen Algorithmus [22].

Den Dermatologen ist ein ähnliches Verfahren vertraut: die Auflichtmikroskopie. Sie ist eine wertvolle, ebenfalls nichtinvasive Hilfe in der Differenzialdiagnostik von epidermalen und dermalen Pigmentierungen (z.B. bei Melanomen), inzwischen auch von bestimmten entzündlichen Dermatosen, und auch zur Beurteilung der oberflächlichen Gefäßarchitektur. Das in jedem Untersuchungszimmer oder Kittel einer Dermatologin oder eines Dermatologen vorhandene Dermatoskop mit seiner 10–15-fachen Vergrößerung genügt für den Anfang, um bestimmte, bedeutsame Befunde wie Megakapillaren, Blutungen oder größere avaskuläre Zonen zu erkennen (siehe auch Kapitel ....). Zudem werden auch preisgünstige USB-Mikroskope angeboten, die eine höhere Vergrößerung erreichen. Wer den Vorteil der Methode für sich erkannt hat und sich bessere Bildqualität mit patientenbezogener Speicherung wünscht, mag dann in ein Videokapillarmikroskop investieren (für eine vergleichende Gegenüberstellung der Geräte siehe Kapitel …).

Die Objektive der – allerdings meist nicht stereoskopischen – Handgeräte leisten in der Regel eine gute Ausleuchtung und Auflösung bei 10-facher Vergrößerung. Damit lassen sich zwar auch am Nagelfalz einige pathologische Veränderungen erkennen, aber nicht alle (s. u.) und nicht alle so sicher oder in einem so frühen Stadium wie mit einem Videokapillarmikroskop. Nicht gut erkennbar oder quantifizierbar mit einem Dermatoskop (bzw. Vergrößerungen unter 100-fach) sind z. B.:

- Verzweigungen
- Kaliberschwankungen
- Anzahl der Kapillare pro mm
- Leichte Ödeme
- Aggregation von Erythrozyten („Klumpen", die im durchsichtigen Plasma durch die Kapillare treiben); letzteres lässt sich außerdem nur über ein gewisses Zeitintervall beobachten und ist auch daher mit einer Auflichtmikroskopie nicht gut machbar.

14.2 Raynaud-Phänomen, systemische Sklerose, Dermatomyositis, Lupus erythematodes

Der vorrangige Wert der Kapillarmikroskopie auch für Dermatologen liegt in der Differenzialdiagnose des *Raynaud-Phänomens* und der frühen Diagnostik bei Verdacht auf *Systemische Sklerose (früher Sklerodermie)* und bedingt auch auf die anderen sogenannten Kollagenosen mit Befall der Haut. Ihre Bedeutung hierfür ist epidemiologisch und wissenschaftlich erwiesen (siehe Kapitel xxx./ S. xxx). Der kapillarmikroskopische Befund hat für die Systemische Sklerose eine Sensitivität von >90 % und Spezifität von >95 %. Eine Befundkonstellation mit Megakapillaren (aber nicht allein Ektasie) und gefäßfreien Arealen ist mit hoher Wahrscheinlichkeit pathognomonisch für die systemische Sklerose.

Wenn die anerkannten Warnzeichen n („Red Flags") für die frühe Diagnose einer systemischen Sklerose auftreten, d. h. positive Titer für antinukleäre Antikörper, geschwollene Finger oder Hände („Puffy Hands") und Raynaud-Phänomen (Very Early Diagnosis of SSc = VEDOSS) ([3, 13], dann erwartet man von der kapillarmikroskopischen Untersuchung und der Bestimmung von Antiköpern gegen Centromere und Topoisomerase, dass sie das bislang ungenutzte Zeitfenster zwischen dem Auftreten eines Raynaud-Phänomens und der Manifestation einer SSc nach den ACR-Kriterien [1] entscheidend verkürzt [15].

Aber auch für die Wahrscheinlichkeit, bei SSc die beeinträchtigenden digitalen Ulzera zu erleiden, scheint der kapillarmikroskopische Befund von prädiktiven Wert zu sein [25] [24], allerdings nur dann, wenn auch Megakapillare vorliegen [30].

Weitere Dienste leistet der kapillarmikroskopische Befund dem Dermatologen in der Diagnose des kutanen oder systemischen Lupus erythematodes (SLE) und der Dermatomyositis, auch wenn die Veränderungen im Kapillarbett hier nicht einen gleichhohen prädiktiven oder differenzialdiagnostischen Wert haben wie bei der systemischen Sklerose. Zumindest zeigt sich immer wieder, dass (die mit Dermatoskop nicht erkennbaren) Verzweigungen der Kapillare („Bushy Capillaries") das einzige Muster darstellen, welches mit Dermatomyositis und manchmal auch mit SLE stärker verknüpft ist als mit SSc [6]. Bei der **Dermatomyositis** sieht man neben häufigen Kapillarektasien (laut einer Metaanalyse in ca 65 % [8], mit dem Dermatoskop erkennbar) auch, anders als früher angenommen, in etwas mehr als der Hälfte der Fälle eine verringerte Dichte der Kapillare und oft weitere pathologische Befunde wie bei systemischer Sklerose [8]; es deutet sich an, dass künftige Studien Korrelationen des kapillarmikroskopischen Befundes mit bestimmten Myositis-spezifischen Antikörpern wie gegen MDA-5 oder TIF-1γ bestätigen [26] oder aufzeigen werden.

Beim *systemischem Lupus erythematodes* (SLE) liegt nahezu immer ein anomaler, pathologischer kapillarmikroskopischer Befund vor, sodass man ihn fast als obligat für die Diagnose betrachten kann (eine mögliche weitere, invasive Diagnostik im Hinblick auf einen SLE, wie z.B. eine Liquorpunktion, überdenken sollte). Das bei einem SLE mitunter beobachtete Sludge-Phänomen mag auf assoziierte Koagulopathien zurückgehen, v. a. auf ein Antiphospolipid-Syndrom (APLS).

Das Sludge-Phänomen beim *Antiphospolipid-Syndrom* ist letztendlich Folge der pathophysiologischen Vorgänge und äußert sich als Aggregation der Erythrozyten, die wie „Klumpen" durch die Kapillare treiben, mitunter ins Stocken geraten, und immer wieder Gestaltänderungen der Kapillare bedingen.

Mitunter bereitet die **Akrozyanose** im dermatologischen Krankengut differenzialdiagnostische Schwierigkeiten, wenn sie mit Kollagenosen, Raynaud-Phänomen oder anderen Dermatosen verknüpft ist. Dann ist es zumindest hilfreich, typische kapillarmikroskopische Befundkonstellationen der primären Akrozyanose zu kennen, wie die regelmäßige Anordnung der Kapillaren, eine wenn, dann nur leicht verringerte Kapillardichte und ein Fehlen von avaskulären Zonen, unterschiedlich ausgeprägte Dilatation der Kapillare, doch weniger als zwei Megakapillare pro Finger (im Gegensatz zur Befundkonstellation bei systemischer Sklerose, bei der oft mehr als zwei Megakapillaren pro Finger vorkommen, Einblutungen sind beide Male zu sehen) [11, 18].

14.3 Kutane Vaskulitiden

Die Haut ist bei den meisten **Vaskulitiden** betroffen [28] und mit der Niere das am häufigsten betroffene Organ. Oft sind bei Vaskulitiden auf der Haut die makroskopischen klinischen Effloreszenzen schon für die Diagnostik entscheidend, aber naheliegend ist auch, nach dermatoskopischen oder kapillarmikroskopischen Auffälligkeiten zu schauen. Insgesamt gibt es zu ANCA-assoziierten Vaskulitiden unterschiedliche Ergebnisse, aber es kristalliert sich laut einer kürzlich publizierten Metaanalyse heraus, dass es im Vergleich zur Normalbevölkerung zwar keine markante Veränderung der Kapillardichte oder der Anzahl torquierter Kapillaren gibt, aber mehr dilatierte Kapillare (jedoch keine Megakapillare), mehr avaskuläre Areale, mehr Einblutungen und mehr Verzweigungen [23], insgesamt also mehr anormale Befunde, aber keinen deutlichen Unterschied zum Muster bei SSc oder Kollagenosen, und dies nicht bei allen Patienten. Es scheint ein Zusammenhang zu bestehen zwischen Ausprägung der kapillarmikroskopischen Auffälligkeiten und Schwere der AAV [17]

Ähnlich verhält es sich bei Morbus Behçet [7] und im akuten Stadium des Kawasaki-Syndroms, zumindest in einzelnen Studien [20], in denen auch zukünftig Ausschau gehalten werden sollte, ob sich beim Kawasaki-Syndrom aus der Kapillarmikroskopie Vorhersagewerte für die Koronarbeteiligung ableiten lassen.

Bei der **Immunkomplexvaskulitis (meist IgA-Vaskulitis)** sind primär die postkapillären Venolen befallen, wodurch am Nagelfalz allenfalls sekundäre Phänomene bedingt werden; insgesamt hat die Kapillarmikroskopie für diese Diagnose bislang keine Korrelation zu Prognose oder Ausmaß der systemischen Verteilung ergeben [33]. Wenn bei Immunkomplexvaskulitis die Kapillarmikroskopie allerdings mithilfe mobiler Kapillarmikroskope außerhalb des Nagelfalzes für die Purpuraherde angewandt wird, so können anhand der Befunde, wie allerdings auch bei der Auflichtmikroskopie, zumindest zwischen Vaskulitis und Angiomen (Blutseen) [19] bzw. zwischen Urtikaria (erweiterte Gefäße) und Urtikariavaskulitis (zusätzlich punkt- oder globulär-fleckförmige Einblutungen) unterschieden werden [29].

14.4 Psoriasis und palmoplantare Pustulose

Kapillarmikroskopische Auffälligkeiten liegen auch bei der **Psoriasis (Schuppenflechte)** vor, einer der häufigsten oder bedeutsamsten Dermatosen. Vergegenwärtigt man sich, dass eine typische histologische Veränderung bei Psoriasis die lang gezogenen und ggfs. neu gebildeten Gefäße im Papillarkörper sind, so erstaunt es nicht, dass man in der Kapillarmikroskopie auch lang gezogene, erweiterte und torquierte Kapillare beobachtet. Erstaunlicherweise sieht man auch a) eine signifikant geringere Kapillardichte im Vergleich zu Kontrollpersonen, mitunter auch avaskuläre Felder ([4, 21], b) eine Kapillarerweiterung (>20 µm) [4], allerdings ohne Mega- oder Riesenkapillare (im Gegensatz zu Patienten mit SSc), c) vermehrte Verzweigungen und Torquierungen [21] und eine inhomogene Verteilung der Kapillaren. Bei einer Nagelpsoriasis war eine weitere Zunahme torquierter Kapillaren zu beobachten, bei einer Psoriasis Arthritis (unabhängig von einem Befall der Interphalangealgelenke) mehr buschige Kapillaren [4, 10]. Wichtig ist wegen der hohen intra- und interindividuellen Varianz der Befunde unbedingt die Untersuchung aller Finger (DII-DV).

Rauchen scheint zu keinen zusätzlichen regelmäßig reproduzierbaren Veränderungen bei Nagelfalzkapillaren zu führen [32]. Ein Diabetes mellitus ist hingegen auch mit einer höheren Torquierung der Nagelfalzkapillaren im Vergleich zu nicht diabetischen Patienten verknüpft [16].

Kapillarmikroskopie könnte inzwischen zur Unterstützung der Diagnostik herangezogen werden, um bei Nageldystrophien zum Beispiel eine Nagelmykose von einer Nagelpsoriasis abzugrenzen [12], denn erstere weist oft (noch) mehr gewundene geschlängelte Kapillaren auf, dies bei normaler Kapillardichte [12].

Eine früher als pustulöse Sonderform der Psoriasis, heute aber als eigenständig angesehene Erkrankung ist die ***palmoplantare Pustulose***. Sie kann als Komplikation eine pustulöse Arthroosteitis nach sich ziehen und hier deutet sich an, dass Einblutungen und dilatierte Kapillaren signifikant häufiger bei Patienten mit dieser Komplikation auftauchen und diese Parameter mithin hierfür einen prädiktiven Wert haben [9].

Insgesamt müssen in der Dermatologie die besonderen Vorteile der Kapillarmikroskopie für bestimmte Erkrankungen und ihre Abgrenzung von und in Ergänzung zur Auflichtmikroskopie noch weiter bekannt und bei manchen Dermatosen oder systemischen Erkrankungen mit Hautbeteiligung noch besser herausgearbeitet werden. Es wäre zu begrüßen, wenn die Mikroskopie der Kapillare des Nagelfalzes in der Dermatologie breiten Zuspruch fände, weiter gut vermittelt und von allen Hautärztinnen und Hautärzten kundig angewendet würde.

Literatur

1. (1980) Preliminary criteria for the classification of systemic sclerosis (scleroderma). Subcommittee for scleroderma criteria of the American Rheumatism Association Diagnostic and Therapeutic Criteria Committee. Arthritis Rheum 23(5):581–590

2. Akay BN, Sanli H et al (2010) Nailfold capillary abnormalities are prevalent in sclerodermoid graft-versus-host disease and readily detected with dermatoscopy. Br J Dermatol 162(5):1076-1082
3. Avouac J, Fransen J et al (2011) Preliminary criteria for the very early diagnosis of systemic sclerosis: results of a Delphi Consensus Study from EULAR Scleroderma Trials and Research Group. Ann Rheum Dis 70(3):476–481
4. Bardehle F, Sies K, Enk A, Rosenberger A, Fink C, Haenssle H (2021) Mikrovaskuläre Pathologien bei Patienten mit Psoriasis vulgaris mittels Nagelfalzkapillarmikroskopie identifiziert: Ergebnisse einer prospektiven kontrollierten Studie. J Dtsch Dermatol Ges 19:1736–1745
5. Brown VE, Pilkington CA et al (2006) An international consensus survey of the diagnostic criteria for juvenile dermatomyositis (JDM). Rheumatology 45(8):990–993
6. Chanprapaph K, Fakprapai W, Limtong P, Suchonwanit P (2021) Nailfold capillaroscopy with usb digital microscopy in connective tissue diseases: a comparative study of 245 patients and healthy controls. Front Med (Lausanne) 8:683900
7. Del Peral-Fanjul A, Atienza-Mateo B, Prieto-Peña D, Pulito-Cueto V, Blanco R (2023) Vascular involvement in Behçet's disease: ultrasound assessment of femoral vein intima-media thickness, nailfold capillaroscopy and endothelial progenitor cells in a national referral centre. Clin Exp Rheumatol 41(10):2008–2016
8. Flatley EM, Collins D, Lukowiak TM, Miller JH. Nailfold microscopy in adult-onset dermatomyositis in association with myositis antibodies. Arch Dermatol Res. 2024 Nov 20;317(1):34. https://doi.org/10.1007/s00403-024-03521-z. PMID: 39565371; PMCID: PMC11579119.
9. Fukasawa T, Yamashita T, Enomoto A, Toyama S, Yoshizaki-Ogawa A, Tateishi S, Kanda H, Miyagawa K, Sato S, Yoshizaki A (2023) Utility of nailfold capillary assessment for predicting pustulotic arthro-osteitis in palmoplantar pustulosis based on a prospective cohort study. J Am Acad Dermatol 89(5):984–991
10. Graceffa D, Amorosi B, Maiani E et al (2013) Capillaroscopy in psoriatic and rheumatoid arthritis: a useful tool for differential diagnosis. Arthritis 2013:957480

11. Guelimi R, Monfort JB, Chaby G, Lok C, Lazareth I, Maillard H, Beneton N, Kottler D, Blaise S, Imbert B, Journet J, Goujon E, Jacquin A, Tella E, Vicaut E, Klejtman T, Senet P (2024) Angiodermatology Group of the French Society of Dermatology. Nailfold capillaroscopy in acrocyanosis among patients with associated Raynaud's phenomenon. Ann Dermatol Venereol 151(3):103309
12. Hwang JK, Miller RC, Lipner SR (2025) Nailfold capillaroscopy for diagnosis of onychodystrophies: A prospective cross-sectional study. J Am Acad Dermatol 92(1):51–57
13. Koenig M, Joyal F et al (2008) Autoantibodies and microvascular damage are independent predictive factors for the progression of Raynaud's phenomenon to systemic sclerosis: a twenty-year prospective study of 586 patients, with validation of proposed criteria for early systemic sclerosis. Arthritis Rheum 58(12):3902–3912
14. Klein-Weigel PF, Sunderkötter C, Sander O (2016 Sep) Nailfold capillaroscopy microscopy – an interdisciplinary appraisal. Vasa 45(5):353–364
15. Lonzetti LS, Joyal F et al (2001) Updating the American College of Rheumatology preliminary classification criteria for systemic sclerosis: addition of severe nailfold capillaroscopy abnormalities markedly increases the sensitivity for limited scleroderma. Arthritis Rheum 44(3):735–736
16. Maldonado G, Guerrero R, Paredes C, Rios C (2017) Nailfold capillaroscopy in diabetes mellitus. Microvasc Res 112:41–46
17. Matsuda S, Kotani T, Wakura R, Suzuka T, Kuwabara H, Kiboshi T, Wada Y, Shiba H, Hata K, Shoda T, Hirose Y, Takeuchi T (2023) Examination of nailfold videocapillaroscopy findings in ANCA-associated vasculitis. Rheumatology (Oxford) 62(2):747–757
18. Monticone G, Colonna L, Palermi G, Bono R, Puddu P (2000) Quantitative nailfold capillary microscopy findings in patients with acrocyanosis compared with patients having systemic sclerosis and control subjects. J Am Acad Dermatol 42(5 Pt 1):787–790
19. Ohnishi T, Nagayama T et al (1999) Angioma serpiginosum: a report of 2 cases identified using epiluminescence microscopy. Arch Dermatol 135(11):1366–1368

20. Reddy Konda VV, Jindal AK, Nadig PL, Banday AZ, Vinay K, Singh S (2024) Microvascular changes on nailfold capillaroscopy in acute stage of Kawasaki disease: a new diagnostic paradigm for an enigmatic condition. Rheumatology (Oxford) 63(2):392–398
21. Ribeiro CF, Siqueira EB, Holler AP et al (2012) Periungual capillaros-copy in psoriasis. An Bras Dermatol 87:550–553
22. Sander O, Sunderkötter C et al. (2010) [Capillaroscopy. Procedure and nomenclature]. Z Rheumatol 69(3):253–262
23. Screm G, Mondini L, Confalonieri P, Salton F, Trotta L, Barbieri M, Mari M, Reccardini N, Della Porta R, Kodric M, Bandini G, Hughes M, Bellan M, Lerda S, Confalonieri M, Ruaro B (2010) Nailfold capillaroscopy analysis can add a new perspective to biomarker research in antineutrophil cytoplasmic antibody-associated vasculitis. Diagnostics (Basel) 14(3):254
24. Sebastiani M, Manfredi A et al (2009) Capillaroscopic skin ulcer risk index: a new prognostic tool for digital skin ulcer development in systemic sclerosis patients. Arthritis Rheum 61(5):688–694
25. Sebastiani M, Manfredi A et al (2012) Predictive role of capillaroscopic skin ulcer risk index in systemic sclerosis: a multicentre validation study. Ann Rheum Dis 71(1):67–70
26. Sugimoto T, Mokuda S, Yamaguchi K, Araki K, Kohno H, Yoshida Y, Hirata S, Hattori N, Sugiyama E (2021) Rapid changes of nailfold capillary abnormalities during treatment for a patient with dermatomyositis complicated by lung cancer: a case report. Mod Rheumatol Case Rep 5(1):95–100
27. Sunderkötter C (2023 Jan) Kapillarmikroskopie – eine wichtige Untersuchung auch in der Dermatologie [Nailfold capillaroscopy – an important diagnostic procedure also for dermatologists]. Dermatologie (Heidelb) 74(1):53–54
28. Sunderkötter CH, Zelger B, Chen KR, Requena L, Piette W, Carlson JA, Dutz J, Lamprecht P, Mahr A, Aberer E, Werth VP, Wetter DA, Kawana S, Luqmani R, Frances C, Jorizzo J, Watts JR, Metze D, Caproni M, Alpsoy E, Callen JP, Fiorentino D, Merkel PA, Falk RJ, Jennette JC. Nomenclature of Cutaneous Vasculitis: Dermatologic Addendum to the 2012 Revised International Chapel Hill Consensus Conference Nomenclature of Vasculitides. Arthritis Rheumatol. 2018 Feb;70(2):171–184. https://doi.org/10.1002/art.40375. PMID: 29136340.

29. Vazquez-Lopez F, Maldonado-Seral C et al (2003) Surface microscopy for discriminating between common urticaria and urticarial vasculitis. Rheumatology 42(9):1079–1082
30. Walker UA, Jaeger VK, Bruppacher KM, Dobrota R, Arlettaz L, Banyai M, Beron J, Chizzolini C, roechenig E, Mueller RB, Spertini F, Villiger PM, Distler O. (2018) Prospective evaluation of the capillaroscopic skin ulcer risk index in systemic sclerosis patients in clinical practice: a longitudinal, multicentre study. Arthritis Res Ther 20(1):239
31. Wechsler B, Le TH et al. (1984) [Periungual capillaroscopic aspects in Behçet's disease. Apropos of 30 cases]. Annales de dermatologie et de venereologie 111(6-7):543–550
32. Yuksel EP, Yuksel S, Soylu K, Aydin F (2019) Microvascular abnormalities in asymptomatic chronic smokers: a videocapillaroscopic study. Microvasc Res 124:51–53
33. Zampetti A, Rigante D et al (2009) Longitudinal study of microvascular involvement by nailfold capillaroscopy in children with Henoch-Schonlein purpura. Clin Rheumatol 28(9):1101–1105

GPSR Compliance

The European Union's (EU) General Product Safety Regulation (GPSR) is a set of rules that requires consumer products to be safe and our obligations to ensure this.

If you have any concerns about our products, you can contact us on ProductSafety@springernature.com

In case Publisher is established outside the EU, the EU authorized representative is:

Springer Nature Customer Service Center GmbH
Europaplatz 3
69115 Heidelberg, Germany

Batch number: 09450042

Printed by Printforce, the Netherlands